...mit einem Xylophon zum Lauschen und Komponieren,

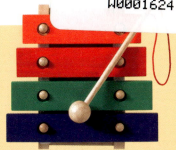

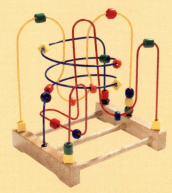

...mit einer Spiralbahn, die Kinder wie Erwachsene zum Ausprobieren auffordert,

...mit einem kleinen Auto, das durchs Kinderzimmer rollt – jetzt nichts wie hinterher krabbeln und noch mal und noch mal...

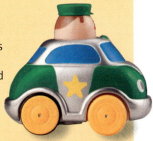

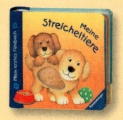

...mit einem Buch zum Staunen und Entdecken oder

...mit einem Schaukelpferd, wie es die Großmutter schon hatte. Ganz spielerisch wird hier der Gleichgewichtssinn trainiert.

Bieten Sie Ihrem Kind nicht zu viele Spielsachen gleichzeitig an. Ein oder zwei genügen vollkommen.

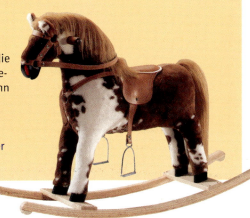

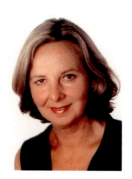

Karin Schutt
Seit ihrem Studium der Kommunikationswissenschaft, Psychologie und Pädagogik hat Karin Schutt bereits viele erfolgreiche Ratgeber zu Gesundheitsthemen veröffentlicht. Durch ihre eigene Tochter und den damit verbundenen Erfahrungen begann sie auch über die Entwicklung von Kindern zu schreiben. Karin Schutt lebt und arbeitet mit ihrer Familie als freiberufliche Autorin in der Nähe von München.

Karin Schutt

Baby Fun

PEKiP, Massage, Spiele, Musik & Co.

▌ Das Beste aus allen Babykursen für zu Hause

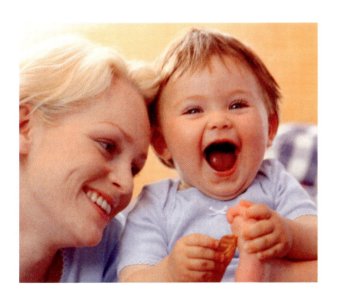

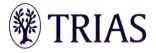

Tolle Babykurse für zu Hause

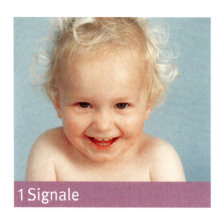

1 Signale

2 Berührung

Jetzt ist Babyzeit!	8
Babyhandzeichen – Zeichensprache der Kleinsten	11
Schau mal, wer da spricht	12
▍ Kleine Hände können so viel sagen	13
– Die Vorteile der Babyzeichensprache	15
▍ Babyhandzeichen: Ihr Kurs für zu Hause	18
– Sie können zu Hause üben	18

Von liebevollen Händen entspannend berührt	23
Berührung ist Haut-Sache	24
▍ Streicheleinheiten für Babys	25
– Die wohltuenden Wirkungen der Babymassage	25
▍ Massage: Ihr Kurs für zu Hause	27
– Wohlig entspannende Massageübungen	29

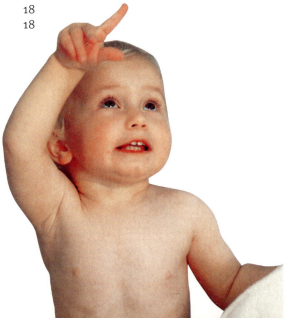

Inhalt

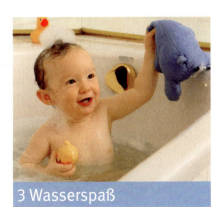

3 Wasserspaß

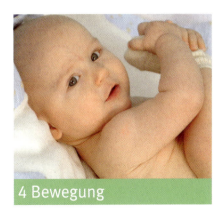

4 Bewegung

Schwerelos im Wasser	41
Baden – mehr als Reinigung	42
▌ Babys erster Badespaß	43
– Sichere Handgriffe beim Baden	44
▌ Schwimmkurs: Bitte mit Anleitung!	49
– Die wohltuenden Wirkungen des Babyschwimmens	49

Kleiner Körper ganz beweglich	55
Immer in Bewegung	57
▌ Turnstunde für Babys	58
– Die wohltuenden Wirkungen der Babygymnastik	58
▌ Gymnastik: Ihr Kurs für zu Hause!	59
– Turnen mit Spaß und Freude	60

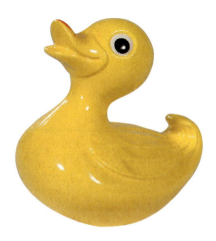

5

Tolle Babykurse für zu Hause

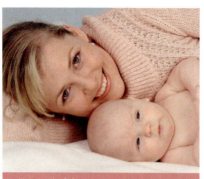

5 Entwicklung

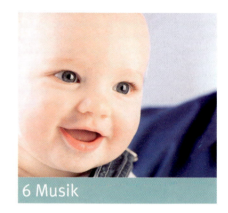

6 Musik

PEKiP 67

In großen Schritten 68
- **Ein Kurs für Eltern und Kind** 69
  – Die Entwicklung vom Säugling zum Kleinkind 71
- **PEKiP: Ihr Kurs für zu Hause!** 78
  – Spielende Bewegungen 79

Mit Musik geht alles besser 87

Hör mal, Baby! 88
- **Gemeinsam singen und musizieren** 89
  – Die wohltuenden Wirkungen der Musik 89
- **Wir machen Musik: Ihr Kurs für zu Hause** 90
  – Hören, Singen und Erleben 91

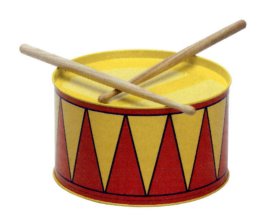

Inhalt

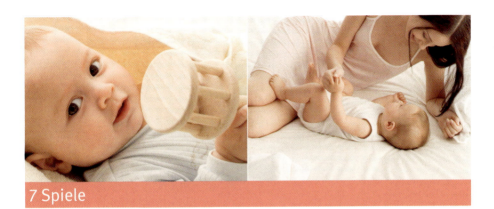

7 Spiele

Spiele und Spielzeuge fördern die Entwicklung 99

Alle Sinne auf Empfang 100

▌ So lernt Ihr Kind spielend 101
— In Geborgenheit die Welt erleben (1. bis 3. Monat) 102
— Körper und Sinne schulen (4. bis 6. Monat) 105
— Wirbelwind auf allen vieren (7. bis 9. Monat) 112
— Selbstbewusst die eigenen Fähigkeiten entdecken (10. bis 12. Monat) 115

▌ Nützliche Adressen 120
▌ Bücher für Groß und Klein 121
▌ Register 122

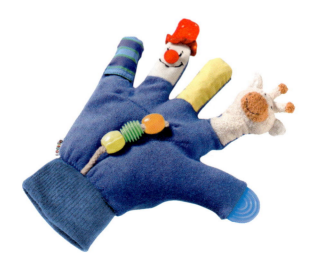

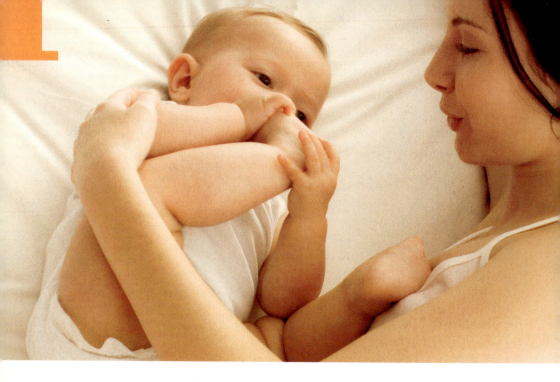

Jetzt ist Babyzeit!

Nach neun erwartungsvollen Monaten der Schwangerschaft halten Sie nun Ihr Kind in den Händen. Mit großen, neugierigen Augen sucht Ihr Kind den Blickkontakt zu Ihnen und möchte mit Ihnen - an Ihrer Hand - die Welt entdecken. Gerade das erste Jahr steckt für Sie und Ihr Kind voller Premieren. Es ist auch eine sehr wichtige Zeit, in der die Grundlagen für das weitere Wohlergehen Ihres Lieblings gelegt werden. Schon bald sind Sie mit Ihrem Baby ein eingespieltes Team was die alltäglichen Belange wie Stillen, Wickeln und Pflegen anbelangt. Freuen Sie sich nun auf die Zeit des Entdeckens und Staunens.

Babys sind wissbegierige kleine Forscher, die ihre Welt in rasanten Schritten entdecken wollen. Bei jedem dieser Schritte können Sie Ihr Kind begleiten, es fördern und dafür sorgen, dass es Ihrem kleinen Sonnenschein rundum gut geht. Ideen und Anleitungen, wie Sie Ihr Kind bei seiner Entwicklung unterstützen können, finden Sie in einer Vielzahl an Baby-

Vorwort

kursen, die zum Wohle der Kleinsten angeboten werden. Sicherlich können Sie mit Ihrem Kind nicht jeden Kurs besuchen – dafür reicht einfach die Zeit nicht. Vielleicht möchten Sie ja auch möglichst bald wieder beruflich aktiv werden, sind zeitlich daher ohnehin gebunden, wollen aber trotzdem Ihrem Baby all das geben, was seine Entwicklung optimal unterstützt. Kein Problem!

Dieser Ratgeber steckt voller Informationen über die besten Babykurse, die auch detailliert beschrieben werden. Viele praktische Anleitungen aus diesen Kursen finden Sie hier wieder. So können Sie sich umfassend informieren und abwägen, für welchen Kurs Sie mehr Zeit und auch Geld investieren wollen. Denn einige der in den Kursen vorgestellten Elemente lassen sich problemlos zu Hause in „Eigenregie" erlernen, andere wiederum bedürfen der sachkundigen Anleitung einer erfahrenen Fachkraft. Außerdem gibt es bestimmte Kursprogramme, bei denen nicht nur das Kind, sondern auch die Begegnung mit anderen Eltern und deren Kindern im Vordergrund steht. Gerade beim ersten Kind ist es für Sie als Eltern sicherlich ganz hilfreich, sich regelmäßig mit „Gleichgesinnten" zu treffen, um interessante Erfahrungen austauschen oder über

Probleme reden zu können. Viele Frauen treffen dort auch die Freundin fürs Leben, mit der nicht nur über Kinderthemen geplaudert wird. Auch Ihr Baby wird den Besuch eines solchen Kurses genießen, denn es lernt dort andere Kinder kennen und kann bereits erste kleine Freundschaften schließen.

Doch bei all den vielen Anleitungen und Übungen: Übertreiben Sie nichts, denn weniger ist oft mehr! Achten Sie vielmehr auf die Bedürfnisse Ihres Kindes. Manchmal braucht Ihr Kind einfach nur Schmuseeinheiten oder Ruhe. Deshalb finden auch die Signale Ihres Kindes in diesem Buch gebührende Beachtung, damit Sie erkennen können, wann es aufnahmebereit oder müde ist oder, ob es einfach nur mit Ihnen kuscheln möchte.

Und wenn bei all den interessanten Beschäftigungen mit Ihrem Kind mal der Haushalt zu kurz kommt - machen Sie sich deshalb kein schlechtes Gewissen! Was ist Bügeln und Aufräumen gegen das zufriedene Lächeln Ihres Babys? Und wie schön ist dieses Gefühl, wenn Sie in seine tiefblauen Augen blicken und darin pure Liebe entdecken. Genießen Sie Ihre Babyzeit!

Karin Schutt

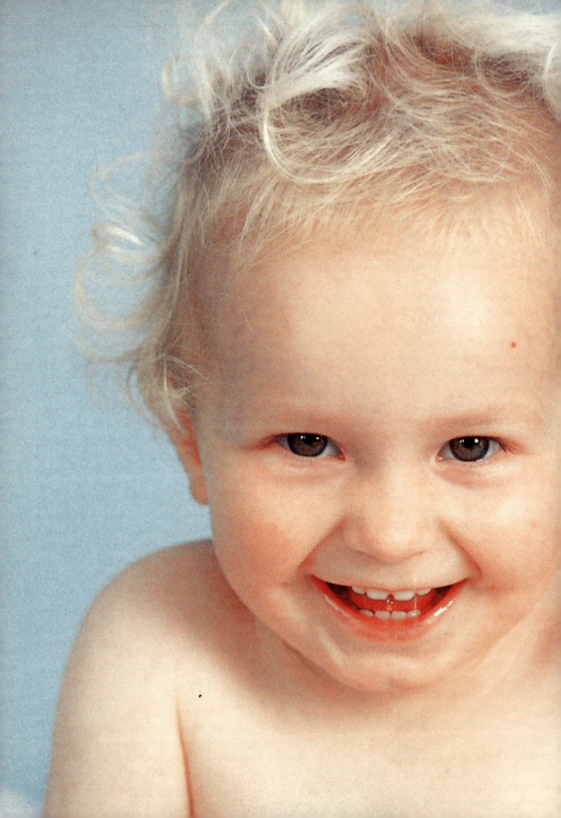

1

Babyhandzeichen – Zeichensprache der Kleinsten

„Durch den Einsatz von einfachen Handzeichen und Gesten sind schon Babys in der Lage, ihre Bedürfnisse und Wünsche mitzuteilen. Und dies lange bevor sie sprechen können."

(Vivian König, Autorin des Buches „Kleines Wörterbuch der Babyzeichen")

SIGNALE

1 Babyhandzeichen

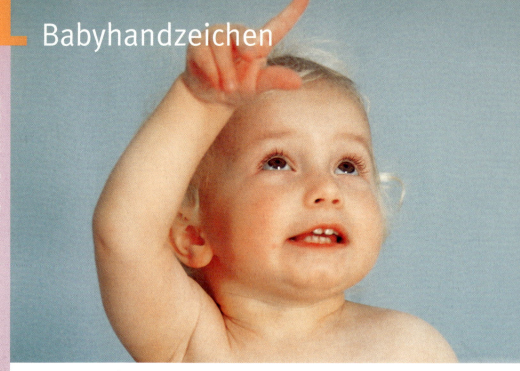

Schau mal, wer da spricht

Info
Babys können sehr früh sehr genau zum Ausdruck bringen, was sie möchten – nicht mit Worten, sondern mit Zeichen!

Stellen Sie sich einmal folgende Situation vor: Ihr kleiner Sonnenschein sitzt im Kinderstuhl am Tisch und isst voller Hingabe kleine Apfelstücke. Nachdem alles aufgegessen wurde, wird Ihr Kind zunehmend unruhig und fängt scheinbar aus heiterem Himmel zu weinen an. Alle Beschwichtigungsversuche scheitern, auch das eilig herbeigeholte Lieblingsspielzeug wird wütend vom Tisch gefegt. Junge Eltern sind oft ratlos, wenn es um das richtige Deuten der Bedürfnisse ihres Nachwuchses geht. Selbst, wenn sie sich im Laufe der Zeit zum Experten im Herausfinden kindlicher Wünsche gemacht haben, gibt es immer wieder Situationen, in denen Babys ihrem Unmut brüllend Gehör verschaffen. Hose voll? Hunger? Müde? „Wenn das Kind doch nur sagen

Schau mal, wer da spricht

könnte, was es will..." wünschen Sie sich sicherlich in solch nervenaufreibenden Momenten.

Etwa ab dem zweiten Lebenshalbjahr sind Babys sehr wohl in der Lage, ihre Wünsche unmissverständlich zu äußern – allerdings ohne Worte, sondern indem sie ihre Hände als „Sprachorgane" benutzen. Stellen Sie sich also die oben beschriebene Situation einmal so vor: Ihr Baby sitzt am Tisch und isst seine Apfelstücke. Nachdem nichts mehr auf dem Teller liegt, sucht es Ihre Aufmerksamkeit und zeigt Ihnen mit seinen Händchen die Geste für „Apfel" – Sie verstehen sofort, dass es gerne noch ein paar Apfelstücke verzehren möchte.

Möglich wird diese sehr wirkungsvolle Art der Kommunikation aber erst, wenn Sie Ihrem Kind zuvor ganz bestimmte Zeichen und Gesten spielerisch beibringen, die für eine ganz bestimmte Sache stehen. Und die können Sie zusammen mit Ihrem Nachwuchs in speziellen Kursen für Babyzeichensprache lernen. Dass der Besuch eines solches Kurses nicht nur den täglichen Umgang mit Kleinkindern erleichtert, sondern auch die frühkindliche Entwicklung positiv beeinflusst, liegt im wahrsten Sinne des Wortes auf der Hand. Außerdem fördern diese Gespräche ohne Worte (im Fachjargon „nonverbale Kommunikation" genannt) die Eltern-Kind-Beziehung auf einfache, aber tiefgreifende Art.

Info

Mit den Babyhandzeichen kann Ihr Baby Ihnen zeigen, was es wirklich braucht, um glücklich und zufrieden zu sein – Missverständnisse garantiert ausgeschlossen!

Kleine Hände können so viel sagen

Die Zeichensprache für Babys wurde entwickelt, um eine Verständigung von Eltern mit ihren Kindern zu ermöglichen, und zwar bevor die Kleinen überhaupt sprechen können. Sie ist daher eine sehr wirkungsvolle Methode für die zweiseitige Kommunikation mit dem (noch) nicht sprechenden Kind. Auf diese Weise besteht aber nicht nur eine frühzeitige Möglichkeit miteinander zu kommunizieren, auch das

1 Babyhandzeichen

SIGNALE

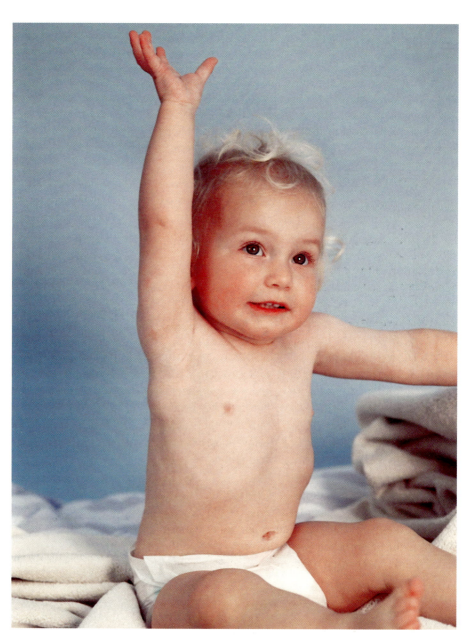

▲ Wie groß bist du? So groß!

gegenseitige Verstehen wird dadurch gefördert und erheblich erleichtert.

Schon beim „Winke-winke-Machen" lernen Kinder bereits im frühen Babyalter, dass dieses Handzeichen für Abschied und Weggehen steht. Oder wenn Ihr Kind die Frage „Wie groß bist du?" mit dem Hochstrecken beider Ärmchen beantwortet.

Tatsache ist, dass Babys schon sehr früh wissen, was sie sagen wollen, es aber nicht können, weil sie erst um den zwölften Lebensmonat herum in der Lage sind, ihre ersten Worte zu plappern. Aber selbst dann dauert es noch eine ganze Weile bis der kindliche Wortschatz groß genug ist, um all das ausdrücken zu können, was sie haben oder nicht haben möchten. Schon lange vor diesem komplexen Entwicklungsschritt verfügen Babys jedoch bereits über die geistigen Fähigkeiten, um einfache Sachverhalte zu verstehen. Und ihre grobmotorischen (die Bewegung betreffenden; siehe dazu auch ab Seite 76) Fertigkeiten sind bereits im Alter von sechs bis neun Monaten so weit entwickelt, dass sie ihre Arme und Hände zielgerichtet einsetzen können. Daher sind schon die Allerkleinsten in der Lage, die Bedeutung von Wörtern wie „mehr", „alle-alle" oder „Essen" zu verstehen und durch ein entsprechendes Handzeichen darzustellen. Da Babys gerade im ersten Lebensjahr über ein enormes Lernpotenzial verfügen, begreifen sie auch schnell den Zusammenhang, dass bestimmte Zeichen für ganz bestimmte Dinge stehen und vor allem lernen sie, dass sie durch den Gebrauch dieser Zeichen das bekommen, was sie möchten. Und je mehr Babyzeichen gelernt werden, desto differenzierter wird sich ein Kind ohne Worte ausdrücken können.

Info

Mit ein wenig Übung kann jedes Baby durch einfache Zeichen oder Gesten mit seinen Händen „sagen", dass es beispielsweise Hunger oder Durst hat, lieber schlafen oder ein ganz bestimmtes Spielzeug haben will.

Die Vorteile der Babyzeichensprache

Wenn sich Babys bereits ab dem zweiten Lebenshalbjahr durch Zeichensprache mitteilen können, wirkt sich dies

1 Babyhandzeichen

SIGNALE

GUT ZU WISSEN

Babys setzen Zeichen

Die Idee, eine Zeichensprache für die Kommunikation von Eltern und Kindern anzuwenden, stammt ursprünglich aus der Gebärdensprache für taube und hörgeschädigte Menschen. Sie wurde in den 80er Jahren vor allem in Amerika und England erforscht. Dabei stellte man beispielsweise fest, dass hörende Babys, von denen mindestens ein Elternteil taub war, viel früher kommunizieren konnten als gleichaltrige Kinder, die nicht in der Gehörlosensprache unterrichtet wurden. Davon abgeleitet entwickelten die beiden amerikanischen Psychologinnen Linda Acredolo und Susan Goodwyn die Methode der „Baby Signs" (Babyhandzeichen) auch für hörende Kinder von hörenden Eltern. Eine zweijährige wissenschaftliche Studie kam dabei zu interessanten Ergebnissen: So lernten Kinder, die die Babyzeichen gebrauchten, schneller sprechen und erwarben einen größeren Wortschatz als Gleichaltrige, die keine Babyzeichen angewendet hatten. Darüber hinaus stellte man fest, dass bei den Babyzeichen-Kindern im Alter von acht Jahren im Durchschnitt ein deutlich höherer Intelligenzquotient nachweisbar war. Seither benutzen nahezu 90 Prozent der amerikanischen und englischen Eltern sowie Erzieherinnen und Krankenschwestern die Babyhandzeichen zur Kommunikation mit Babys, die noch nicht sprechen können. Bei behinderten Kindern, deren Sprachentwicklung gestört oder verzögert ist (wie zum Beispiel beim Down-Syndrom) wird schon seit langem eine kindgerechte Form der Gebärdensprache eingesetzt.

auf vielfältige Weise positiv auf ihre gesamte Entwicklung aus. Das ergab nicht nur die oben erwähnte Studie, sondern auch die zahlreichen Erfahrungen, die Eltern und Kursleiter(innen) mit dieser Methode gemacht haben.

Größerer Wortschatz. Nachgewiesen werden konnte unter anderem, dass Babyzeichen-Kinder früher sprechen und über einen größeren Wortschatz verfügen als die Kinder, mit denen ausschließlich gesprochen wird.

Der Grund dafür liegt im Gehirn, da der Gebrauch der Gebärdensprache beide Gehirnhälften stimuliert: sowohl die rechte Gehirnhälfte – durch den visuellen Reiz der Zeichen – als auch die linke Gehirnhälfte – durch das gesprochene Wort – werden dabei aktiv beansprucht. Und diese Kombination von Sehen und Hören, also von visuellen und akustischen Reizen, lässt im Gehirn mehr Verbindungen (Synapsen) entstehen als durch ausschließlich gesprochene Wörter. Die so entstandenen zusätzlichen Synapsen erhöhen die allgemeine Lernfähigkeit eines Kindes, was sich auch auf anderen Gebieten bemerkbar macht (zum Beispiel beim Rechnen, Schreiben usw.).

Verbesserung der Motorik. Zusätzlich ist bei der Babyzeichensprache viel Bewegung im Spiel, was einerseits die motorischen Fertigkeiten der Babys verbessert und andererseits zu einer erhöhten Aufmerksamkeit führt, wenn sie ihre Eltern beim Formen der Zeichen mit großen Augen beobachten. Und selbst die eigenen Bewegungen erfordern ein hohes Maß an Konzentration und Aufmerksamkeit, wenn das Baby die Zeichen mit seinen Händchen und Ärmchen darstellt.

Info

Es fällt leichter, sich die Bedeutung eines neuen Wortes zu merken und sich daran zu erinnern, wenn es in Verbindung mit einem Babyzeichen gelernt wird.

Verbesserung der Kommunikation. Wenn sich schon kleine Babys verständlich machen können und von ihren Bezugspersonen verstanden werden, wirkt sich dies sicherlich auch in besonderem Maße auf emotionaler Ebene stärkend aus. Denn diese Möglichkeit zur Kommunikation macht die Kleinen sicher und erhöht das kindliche Selbstvertrauen.

Natürlich ist dies auch eine große Erleichterung, denn immerhin sparen sich Eltern viel Zeit und Nerven beim Herausfinden, was ihre Babys möchten. Außerdem wurde beobachtet, dass die Babyzeichensprache die Intensität der gefürchteten Trotzphase lindern hilft – ein weiterer Lichtblick für Eltern, die den Wutanfällen ihrer Kleinen bisher rat- und hilflos gegenüberstanden. Alles in allem entsteht durch die verbesserte Kommunikation ein emotional stabiles und enges Verhältnis zwischen Eltern und ihren Kindern – schließlich fühlen sich Babys bereits von klein an rundum verstanden.

Info

Eltern eröffnet die Babyzeichensprache einen Blick in die Gedankenwelt ihrer Kinder, und zwar zu einem so frühen Zeitpunkt wie es bisher nicht möglich war.

1 Babyhandzeichen

SIGNALE

Babyhandzeichen: Ihr Kurs für zu Hause

Mittlerweile wird die relativ junge Methode der Babyzeichensprache nicht nur in bundesdeutschen Großstädten, sondern auch in vielen kleineren Orten angeboten. Sobald Ihr Baby sieben Monate alt ist, können Sie bereits an einem 10- bis 12-wöchigen Kurs teilnehmen. Die in den Kursen verwendeten Handzeichen stammen allesamt aus der Deutschen Gebärdensprache (DGS), die gehörlosen Menschen als Kommunikationsmittel dient. Für die Babyzeichensprache wurde allerdings eine gezielte Auswahl getroffen und auf die Kommunikation zwischen Babys und ihren Familien abgestimmt.

Zusammen mit Ihrem Kind lernen Sie unter fachmännischer Anleitung spielerisch die ersten Zeichen kennen und darzustellen. Doch das meiste lernt Ihr Kind zu Hause, wenn Sie mit ihm die Zeichen in entsprechenden Alltagssituationen wiederholen. Allerdings lernt Ihr Baby die Handzeichen nicht von einem Tag auf den anderen. Vielmehr gehört eine große Portion Geduld dazu - oftmals dauert es einen Monat, manchmal aber auch bis zu drei Monaten bis Ihr Kind sein erstes Zeichen zeigt. Ist dieser Schritt allerdings getan, folgt erfahrungsgemäß ein Zeichen nach dem anderen.

Guter Tipp

Schritt für Schritt geht alles besser

Damit Sie Ihr Baby nicht überfordern, beginnen Sie zunächst nur mit einem Zeichen. Sobald Ihr Kind dieses sicher nachahmen und in der entsprechenden Situation zeigen kann, ist die Zeit reif für das nächste Zeichen. Im Zusammenspiel mit Ihrem Kind werden Sie mit der Zeit erkennen, ob es aufnahmebereit ist und mehr Zeichen lernen will, oder ob es sich gerade mit anderen Dingen beschäftigt. Da Babys sehr wissbegierig sind, wird die nächste Lerneinheit sicherlich nicht lange auf sich warten lassen.

Sie können zu Hause üben

Sie können zusammen mit Ihrem Baby nun drei einfache Babyzeichen lernen. Es handelt sich dabei um die Zeichen für „Essen", „Schlafen" und „Hallo". Wichtig ist, dass Sie dabei grundsätzlich folgendermaßen vorgehen:

Schau mal, wer da spricht

- Wählen Sie ein Zeichen aus, das zu der entsprechenden Situation, Handlung oder dem Objekt passt.
- Zeigen Sie Ihrem Kind dieses Zeichen mit Ihren Händen.
- Wiederholen Sie das Zeichen über den Tag verteilt und immer im Zusammenhang mit der entsprechenden Situation, Handlung oder dem Objekt.
- Sprechen Sie das passende Wort zum Zeichen aus, sobald Ihr Baby das Zeichen nachahmt.

Suchen Sie sich also anfangs ein Zeichen aus, das Sie über den Tag verteilt immer wieder zeigen können. Es muss außerdem zu der entsprechenden Situation passen, da Ihr Kind ansonsten die Bedeutung des Zeichens nicht verstehen lernt.

Das Zeichen für Essen

Wenn Sie beispielsweise das Zeichen für „Essen" wählen, sollten Sie jedes Mal bevor Sie Ihrem Kind Sein Essen geben, Ihrem Baby das Zeichen zeigen und das Schlüsselwort „Essen" dazu sagen. Je öfter Ihr Baby dieses Zeichen im Zusammenhang mit Essen sieht, desto eher versteht es, dass es sich um Essen handelt und wird Ihnen irgendwann das Zeichen zeigen, wenn es etwas essen möchte.

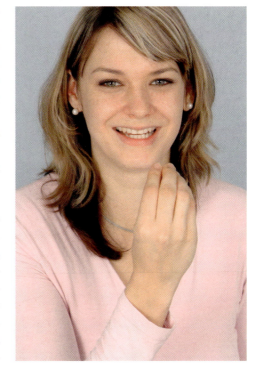

Sobald Ihr Kind nach einer Weile versucht, das Zeichen selbst zu zeigen, werden Sie es wahrscheinlich erst Mal nur erahnen können, da die meisten Babys anfangs noch ein wenig Probleme damit haben, ein Zeichen ganz genau nachzuahmen. Falls Sie das Zeichen erkennen, sprechen Sie sofort auch das passende Wort da-

1. Babyhandzeichen

SIGNALE

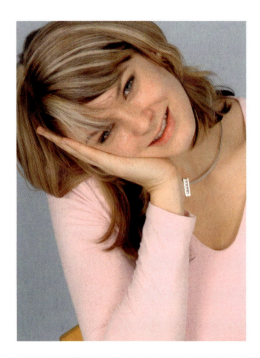

für aus. In diesem Fall: „Essen" – du möchtest „Essen?" Beim Sprechen zeigen Sie gleichzeitig auch wieder das Zeichen für Essen.

Das Zeichen für Schlafen

Nachdem Ihr Baby sein erstes Zeichen (in diesem Fall „Essen") gelernt hat und es Ihnen im entsprechenden Zusammenhang immer wieder mit Begeisterung zeigt, beginnen Sie mit einem nächsten Zeichen wie beispielsweise „Schlafen". Wichtig ist, dass Sie im Alltag genügend Gelegenheiten finden, die zu dem Zeichen passen und Sie es deshalb so oft wie möglich wiederholen können. Im Fall von Schlafen ist dies sicherlich ganz einfach: Jedes Mal, wenn Sie sehen,

KURS-INFO

Alles über Babyzeichensprache auf einen Blick

Alter:	Ab sieben Monate
Wo?	Logopädische, ergotherapeutische und/oder physiotherapeutische Praxen, Kinderärzte, Familienbildungsstätten, Volkshochschulen.
Kosten:	Sieben bis zehn Treffen kosten 80 bis 100 Euro.
Inhalte/Ziele:	Eltern lernen die Grundlagen der Gebärdensprache kennen und zeigen ihren Babys spielerisch die ersten Babyzeichen. Die Babyzeichensprache ermöglicht eine frühe Kommunikation mit dem Kind und fördert die Sprachentwicklung. Allgemein wird die Motorik, die Aufmerksamkeit und Konzentrationsfähigkeit angeregt. Die Kurse laufen auch unter Namen wie „Zwergensprache" oder „babySignal®".
Weitere Informationen:	www.baby-handzeichen.de
	www.babyzeichensprache.com

Schau mal, wer da spricht

dass Ihr Kind müde ist und Sie es mittags oder abends zu Bett bringen, zeigen Sie ihm das entsprechende Zeichen. Das dazugehörige Schlüsselwort „Schlafen" oder „müde" sollten Sie dabei ebenfalls in einem kurzen Satz einbauen wie beispielsweise: „Du bist müde und willst schlafen?"

Das Zeichen für Hallo

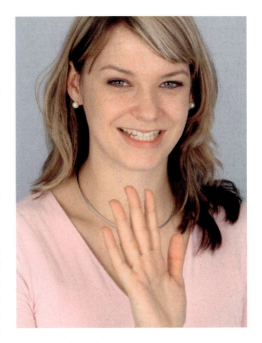

Falls Ihr Kind seine Bezugspersonen schon mit „winke, winke" verabschiedet, sollten Sie sein Repertoire um die Variante „Hallo" erweitern. Jedes Mal, wenn Sie Ihren Sonnenschein eine Weile nicht gesehen haben und den Raum betreten, zeigen Sie ihm das entsprechende Zeichen und begrüßen es mit einem lautstarken „Hallo!"
Nach einer Weile werden Sie beobachten, dass auch andere Personen, die zu Besuch kommen und den Raum betreten, mit diesem Zeichen und einem freudigen Gesichtsausdruck begrüßt werden.

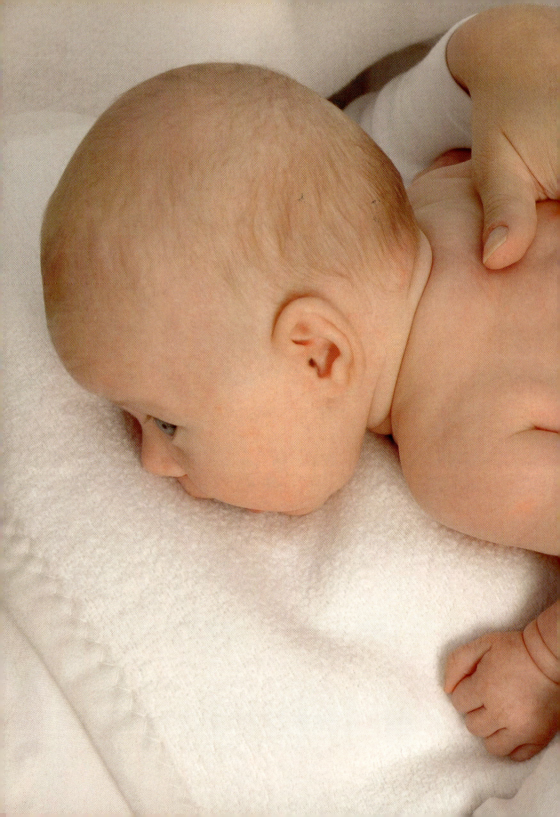

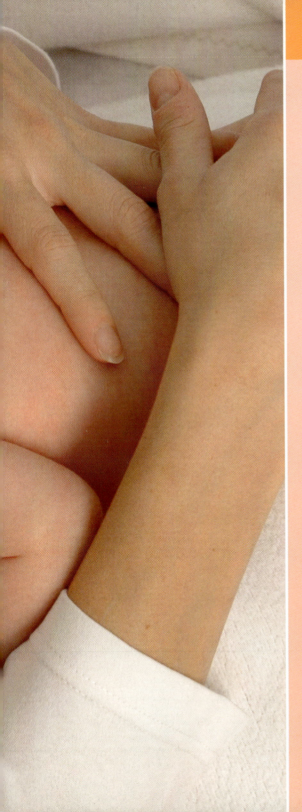

2

Von liebevollen Händen entspannend berührt

„Ein Kind mit Berührungen zu füttern, seine Haut und seinen Rücken zu nähren, ist ebenso wichtig, wie seinen Magen zu füllen."

(Frédérick Leboyer, Gynäkologe)

BERÜHRUNG

2 Von liebevollen Händen berührt

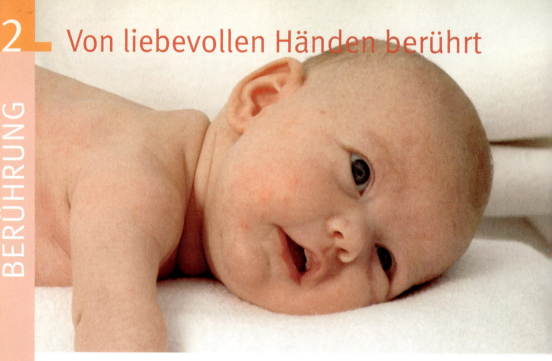

Berührung ist Haut-Sache

Info

Jede empfangene Berührung ist Nahrung für die kindliche Seele – und die brauchen gerade Babys genau so sehr wie Essen und Trinken.

Der Sinn für Berührungen entwickelt sich als erster unserer Sinne. Über keinen anderen Weg kann das Ungeborene Zuwendung und Zärtlichkeit stärker empfinden, als über die Haut.

Unzählige Sinneszellen befinden sich auf der Hautoberfläche und machen die Haut zu einer hochsensiblen, fühlenden Hülle. Das Anfassen und Streicheln zarter Babyhaut löst bei Ihrem Kind nahezu dramatische Wirkungen aus: Tausende Empfänger, so genannte Rezeptoren, melden den Tastreiz an das Gefühlszentrum im Gehirn, das limbische System. Die Hirnanhangdrüse schüttet verstärkt berauschende Hormone aus, die Durchblutung wird gesteigert, das kleine Herz schlägt schneller. Gleichzeitig werden aber auch beru-

Berührung ist Haut-Sache

higende Hormone freigesetzt. So entsteht ein Wohlfühl-Cocktail aus rauschendem Glück und entspannender Ruhe – allein durch Ihre liebevollen Berührungen hervorgerufen. Und natürlich ist es auch für Sie jedes Mal ein Genuss, wenn Sie mit Ihren Händen über die samtweiche Haut Ihres Babys streichen.

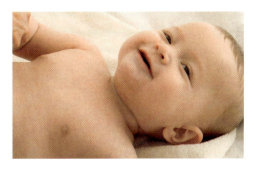

▲ Eine Massage ist für Ihr Baby ein Genuss.

Streicheleinheiten für Babys

Auch wenn liebevolle Berührungen ohnehin ganz selbstverständlich sind und zum täglichen Pflegeprogramm gehören – eine Babymassage ist viel mehr als pure Hautpflege. Mütter wendeten seit alters her Massagen intuitiv an, wenn sie ihrem Kind etwas Gutes tun wollten. Und für Heilkundige sämtlicher Kulturen war und ist sie eine der besten, weil wirkungsvollsten Behandlungsformen, um vielerlei Alltagserkrankungen auf natürliche Weise vorzubeugen oder diese zu lindern. Die Massagetechnik, die bei uns seit einigen Jahren gelehrt wird, hat vor allem indische Wurzeln, denn dort werden seit Jahrhunderten nicht nur Babys täglich massiert, sondern auch Mütter vor und nach der Geburt.

Die wohltuenden Wirkungen der Babymassage

Eine Babymassage ist eine wunderbare Möglichkeit für Sie, Ihrem Kind auf ganz besondere Weise näher zu kommen und gleichzeitig bei ihm entwicklungsfördernde und wohltuende Wirkungen auszulösen. Angenehme Gefühle und Hautpflege sind ebenfalls inklusive.

Info

Haut spricht zu Haut. Für Ihr Baby enthält das zärtliche Berühren eine Botschaft, die es verstehen kann, lange bevor es unsere Sprache kennt.

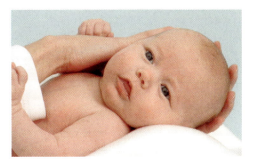

▼ Intuitiv massieren Mütter ihre Kinder, wenn sie ihnen etwas Gutes tun wollen.

25

2 BERÜHRUNG

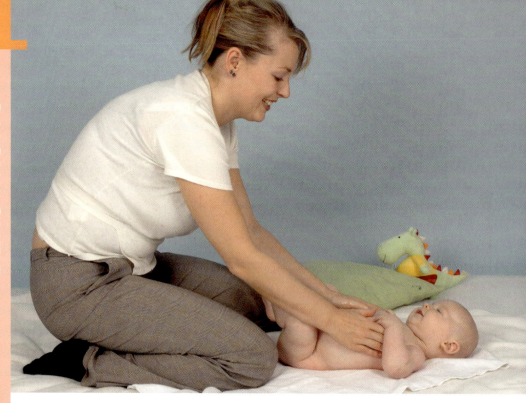

▲ Mit einer Massage geben Sie Ihrem Kind viel Sicherheit und Geborgenheit.

Info

Kinderärzte und Hebammen beobachten immer wieder, dass Babys, die regelmäßig massiert werden, weniger schreien, besser schlafen und insgesamt aufmerksamer und neugieriger sind als Kinder, denen diese Wohltat nicht zugute kommt.

Eine Massage unterstützt das Urvertrauen. Beim Massieren wird das für die kindliche Entwicklung so wichtige „Urvertrauen" gestärkt, denn die sanften Berührungsreize vermitteln dem Kind, dass es angenommen, geliebt und behütet wird. Mit dieser stabilen emotionalen Grundlage fällt jeder Entwicklungsschritt leichter.

Eine Massage hilft der Körperwahrnehmung. Durch das regelmäßige Massieren fördern Sie außerdem die Körperwahrnehmung Ihres Babys und damit seine gesamte motorische Entwicklung. Denn je besser Kinder ihren eigenen Körper wahrnehmen, desto einfacher entsteht später das Bewusstsein für eine gute Körperhaltung.

Eine Massage regt den ganzen Körper an. Wissenschaftliche Untersuchungen haben darüber hinaus gezeigt, dass sich durch regelmäßige Massagen die gesamte körperliche Entwicklung von Kindern fördern lässt: Durch die Berührungsreize werden über das Gehirn vermehrt Wachstumshor-

Berührung ist Haut-Sache

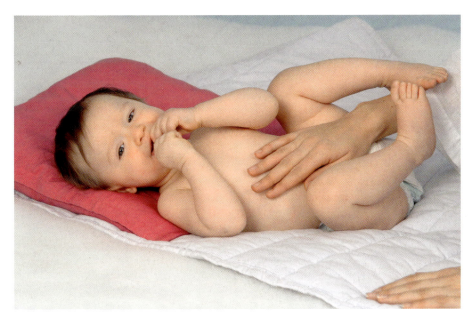

mone ausgeschüttet, die Herz-Kreislauf-Funktion sowie die Durchblutung von Haut und Muskeln werden angeregt und die Koordination der Muskeln verbessert sich.

Jede liebevolle Berührung weckt bei Ihrem Kind also nicht nur angenehme Gefühle, sie machen es auch stark und halten es gesund. Und für Sie als Mutter ist es die schönste Art, Ihrem Kind „Ich liebe dich!" in einer Sprache auszudrücken, die ohne Worte unglaublich viel zu sagen hat.

▲ Mit speziellen Grifftechniken können Sie beispielsweise den Verdauungstrakt Ihres Babys stimulieren, was Verdauungsbeschwerden wirksam vorbeugt und Blähungen seltener entstehen lässt.

Massage: Ihr Kurs für zu Hause

Ohne viel Aufwand können Sie die Babymassage in das tägliche Pflegeritual mit aufnehmen, wobei der beste Zeitpunkt dafür zwischen den Mahlzeiten ist. Denn kurz nach der Mahlzeit würde eine Massage bei Ihrem Kind Unwohlsein hervorrufen, und mit leerem Magen will Ihr Baby vor allem eins: Trinken.

2 Von liebevollen Händen berührt

Schöne Rituale für jeden Tag

Stillen oder Flasche geben sowie Wickeln, Baden, Anziehen, Aufstehen und zu Bett bringen – der Tagesablauf mit Baby macht immer wiederkehrende Handlungen erforderlich. Auch, wenn es nach einer gewissen Zeit zur Routine wird, Sie vermitteln Ihrem Baby dadurch in seinen ersten Lebensmonaten vor allem Geborgenheit, Liebe und Halt. Es wird immer wieder berührt, geschmust, getragen, gefüttert...
Sobald Ihr Baby seine Umwelt mit hellwachen Sinnen erforscht, erweitert sich die Bedeutung des stetig Wiederkehrenden: Es vermittelt ihm einen Rahmen für die täglichen Abläufe und es lernt dadurch schneller, sich an bestimmte Regeln zu halten. Doch Regelmäßigkeiten haben nicht nur mit Regeln zu tun, sondern auch mit Vertrautheit: Schon in ihrem ersten Lebensjahr erkennen Kinder Vertrautes wieder. Das Bettchen steht immer am gleichen Platz, vor dem Essen wünscht sich die Familie einen guten Appetit, nach dem Waschen wird geschmust. Für Kinder ist dieses Regelmäßige und Wiedererkennbare wichtig, denn es gibt ihnen Sicherheit in einer Welt, in der sie ständig dazulernen müssen. Deshalb: Kinder, ganz gleich welchen Alters, brauchen Regelmäßigkeiten. Von Anfang an werden wiederkehrende Aktionen so zu Ritualen mit Bedeutung. Später erleichtern gewisse Regelmäßigkeiten Ihrem Kind das Lernen, fördern seine Konzentration und seine Selbstständigkeit.
Für Eltern hat das stetig Wiederkehrende ebenfalls seine Vorteile: Sie schaffen damit die Rahmenbedingungen und Strukturen für ein harmonisches Zusammenleben. Denn Rituale stärken das Wir-Gefühl und ermöglichen in der Familie Gemeinsamkeiten, die ansonsten im Alltag untergehen würden oder aus Zeitmangel vernachlässigt werden.

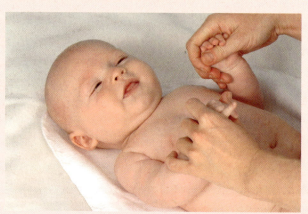

◀ Meistens ergeben sich die Rituale im Familienalltag automatisch: eine liebevolle Massage am Nachmittag, ein bestimmtes Finger- oder Kitzelspiel beim Wickeln oder ein kleines Lied vor dem Einschlafen... All dies gibt dem Baby enorme Sicherheit und festigen sein Vertrauen in die Welt.

Berührung ist Haut-Sache

Sie können bereits Ihr Neugeborenes etwa drei bis fünf Minuten mit ein paar sanften Streicheleinheiten verwöhnen. Richtig genießen wird Ihr Kind das Massieren, wenn sein Bauchnabel verheilt ist, was etwa um die fünfte bis siebte Lebenswoche herum der Fall sein dürfte. Dann kann die Massage schon fünf bis zehn Minuten lang dauern.

Wenn Sie Ihr Baby zu Hause massieren, sollten Sie zuvor ein paar kleine Vorbereitungen treffen und genügend Zeit einplanen, damit Sie sich voll und ganz auf die Massage konzentrieren können:

- Der Raum, in dem Sie Ihr Kind massieren, sollte mindestens 24 bis 26 °C warm sein. Im Winter müssen Sie eventuell mit einem zusätzlichen Heizstrahler nachhelfen, denn der kleine Körper kühlt schnell aus.
- Ihr Baby liegt am besten auf einem weichen, flauschigen Handtuch auf der Wickelkommode. Später, wenn Ihr Kind schon zappeliger ist, können Sie es auch auf einer weichen Unterlage massieren, die auf dem Boden liegt.
- Für die Massage brauchen Sie ein gutes Öl, damit Sie schön sanft über die Haut gleiten können. Das Öl darf allerdings nicht kalt sein, sondern sollte Zimmertemperatur haben.
- Ihre Hände müssen ebenfalls warm sein, damit Ihr Baby nicht erschrickt, wenn Sie es anfassen. Das feste Aneinanderreiben der Hände oder ein warmes Handbad sorgt für die nötige Wärme. Wichtig ist auch, dass Ihre Fingernägel nicht zu lang sind und, dass Sie Ringe vor der Massage ablegen. Ihr Kind könnte sich sonst daran verletzen.

Wohlig entspannende Massageübungen

Keine Sorge, dass Sie bei den anschließend beschriebenen Massagen etwas falsch machen können. Um die einzelnen Grifftechniken zu erlernen, brauchen Sie lediglich ein wenig Übung und das nötige Wissen, wie und wo sie massieren dürfen. Zu Hause in ruhiger Atmosphäre wird Ihr Baby die sanften Berührungen ganz besonders genießen. Später,

Tipp
Wählen Sie für die Massage einen Zeitpunkt, an dem sich Ihr Kind wohl fühlt und aufnahmebereit ist – Sie sehen und spüren dies an seinen zufriedenen Reaktionen.

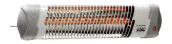

▲ Wärmen Sie den Massageplatz für Ihr Baby mit einem Heizstrahler auf 24 bis 26° Celsius auf. Dann fühlt Ihr Baby sich richtig wohl.

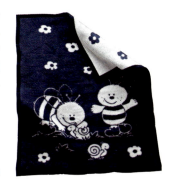

▲ Auf einer so schönen, warmen Decke kann die Massage ruhig etwas länger dauern.

2 Von liebevollen Händen berührt

BERÜHRUNG

Guter Tipp

Hautpflegende Massageöle

Eine Gleithilfe bei der Babymassage ist notwendig, damit Sie mit Ihren Händen geschmeidig-fließend, ohne ruckartige Bewegungen über die zarte Haut streichen können. Dafür brauchen Sie nur eine kleine Menge an Öl, denn bei einem Zuviel rutschen die Hände leicht von der Haut ab.

Fragen Sie also nach hundertprozentig reinen Pflanzenölen, die es in Apotheken, Bioläden oder Reformhäusern zu kaufen gibt. Beste Massageöle für zarte Babyhaut sind insbesondere

- Avocadoöl, denn es ist ein sehr gehaltvolles, nährstoffreiches Öl, das gut in die Haut eindringt, fein duftet und besonders für trockene Babyhaut geeignet ist;
- Calendulaöl ist sehr gut hautverträglich und eignet sich für Babys ab dem ersten Lebenstag;
- Süßes Mandelöl, weil es sehr mild, hautverträglich und duftneutral ist;
- Jojobaöl, das den hauteigenen Fetten (Lipiden) sehr ähnlich ist und deshalb gut einzieht. Jojobaöl ist eines der besten Hautpflegemitteln überhaupt, denn es ist reich an Vitaminen und mineralischen Wirkstoffen, spendet viel Feuchtigkeit und enthält hautglättende Substanzen.

Bei der traditionellen indischen Babymassage verwenden die Mütter in der warmen Jahreszeit Kokosöl und im Winter Senföl.

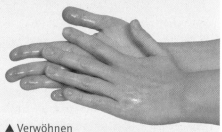

▲ Verwöhnen Sie Ihr Kind mit einem qualitativ hochwertigen Öl.

Wichtig

Hat Ihr Baby Fieber oder eine Infektionskrankheit, verschieben Sie die Babymassage auf einen anderen Zeitpunkt.

wenn Sie schon Erfahrungen mit dem Massieren haben, können Sie dann Ihr eigenes Massageprogramm zusammenstellen und Ihr Baby mit seinen Lieblingsgrifftechniken verwöhnen – Hauptsache, es macht Ihnen und Ihrem Kind Spaß. Wird die Massage zu einem Ritual mit einem klaren Ablauf, so gibt sie dem Kind Geborgenheit und Sicherheit.

Verlassen Sie sich nun einfach auf Ihr Fingerspitzengefühl und gehen Sie Schritt für Schritt nach den folgenden Anleitungen vor, dann kann gar nichts schief gehen.

Berührung ist Haut-Sache

Die Massage der Körpervorderseite

Brust: Mit den folgenden Streichungen über die Brust regen Sie die Atmung Ihres Kindes an, so dass es am Ende dieser Massageeinheit tief und entspannt ein- und ausatmet.

- Ihr Kind liegt vor Ihnen auf dem Rücken. Träufeln Sie ein wenig Massageöl in Ihre Handflächen und reiben Sie die Hände aneinander. Dann legen Sie Ihre Hände sanft auf die Brust und den Bauch Ihres Babys und verteilen das Öl mit sanften Bewegungen auf seinem Körper.
- Mit beiden Händen umfassen Sie nun den kleinen Brustkorb, so dass Ihre Daumen auf dem Brustbein aufliegen. Streichen Sie beide Daumen gleichzeitig nach oben zu den Schultern hin. Dann heben Sie die Daumen an, und legen Sie sie wieder zurück aufs Brustbein. Streichen Sie abermals nach oben und dann seitlich über die Schultern zu den Ärmchen hin. Danach lassen Sie Ihre Daumen wieder zurück zum Brustbein gleiten.
- Nun rutschen Sie mit Ihren Händen zunächst ein wenig tiefer und streichen mit den Daumen in waagrechte Richtung seitlich über den Brustkorb. Ihre Daumen gleiten dann wieder zurück zur Mitte, mit beiden Händen rutschen Sie ein wenig tiefer und die Daumen gleiten nach links und rechts auseinander. Am Ende dieses Durchgangs liegen Ihre Hände seitlich am unteren Rippenrand (jede Streichung dreimal wiederholen).

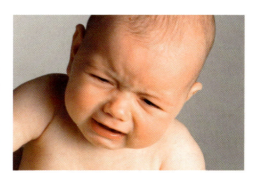

▲ Ihr Kind zeigt Ihnen deutlich, wenn es etwas nicht mag.

▼ Mit beiden Händen können Sie den Brustkorb umfassen (oben). Zum Schluss liegen Ihre Hände an den Seiten (unten).

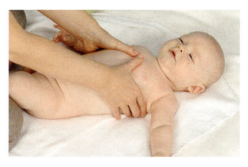

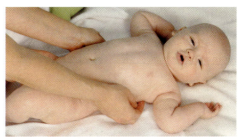

31

2 Von liebevollen Händen berührt

Tipp
Achten Sie bei der Massage immer auf rhythmische, fließende Bewegungen, die Sie nicht zu schnell ausführen.

Bauchbereich: Mit den nun anschließenden Grifftechniken regen Sie die Atmung und Verdauung Ihres Kindes sanft an, wobei Sie beim Streichen über den Bauchbereich etwas mehr Druck ausüben können.

- Legen Sie eine Hand flach und quer auf den oberen Bereich des Brustkorbs. Nun streichen Sie mit sanftem Druck von oben nach unten in Richtung Leisten.
- Wenn Ihre Hand dort angekommen ist, legen Sie schnell Ihre andere Hand flach und quer oben auf den Brustkorb und streichen mit dieser Hand abwärts.
- Sie streichen also mit beiden Händen abwechselnd von oben nach unten, wobei eine Hand immer im Kontakt mit dem kleinen Körper bleibt. Wiederholen Sie diese Massagegriffe insgesamt zehnmal.

Arm- und Handmassage: Die Arm- und Handmassage löst Verspannungen von den Schultern bis zu den Fingern. Auch die Gelenke werden dabei gelockert und die Durchblutung angeregt. Beginnen Sie zunächst mit dem rechten und wechseln dann zum linken Arm.

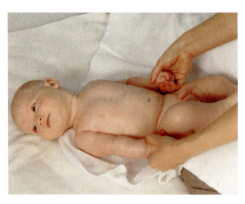
▲ Umfassen Sie beide Hände Ihres Kindes.

- Verreiben sie etwas Massageöl in Ihren Händen, und legen Sie sie auf die Schultern des Kindes.
- Streichen Sie nun sanft und gleichmäßig über die Armkugeln nach außen, die Arme hinunter bis zu den Händchen. Halten Sie die Hände kurz umfasst.
- Dann gleiten Sie mit Ihren Händen wieder aufwärts Richtung Armkugeln. Umfassen Sie auch die Armkugeln für ein paar Sekunden und führen Sie die Streichung wieder nach unten durch (dreimal wiederholen).
- Umfassen Sie den rechten Arm Ihres Kindes am Handgelenk und halten das Ärmchen ein wenig hoch. Mit Ihrer anderen Hand umfassen Sie den Oberarm mit Daumen und Zeigefinger, so dass Sie ihn ringförmig umschlossen

Berührung ist Haut-Sache

halten. Lassen Sie nun diese Finger mit ein wenig Druck nach unten zum Handgelenk gleiten, während Sie die andere Hand lösen und diese ringförmig um den Oberarm legen und nach unten streichen. Sie streichen also auch hier wieder mit abwechselnden Handgriffen, wobei eine Hand massiert, während die andere das Handgelenk umfasst und umgekehrt (fünfmal wiederholen).

Tipp
Folgen Sie den einzelnen Fingern bis zur Spitze, so als ob Sie Blütenblätter zupfen: Er liebt mich, er liebt mich nicht....

Händchen: Danach widmen Sie sich dem Händchen.
- Halten Sie Ihr Kind am Handgelenk und reiben Sie mit dem Daumen Ihrer anderen Hand etwa zehn kleine Kreise im Uhrzeigersinn auf die Handfläche.
- Anschließend rollen und streichen Sie jeden einzelnen kleinen Finger zart zwischen Ihrem Daumen und Zeigefinger.
- Beenden Sie die Handmassage mit dem Ausstreichen der kleinen Handfläche. Dazu legen Sie Ihren Daumen flach auf und streichen ihn vom Handballen aus nach oben bis über die Fingerchen (dreimal wiederholen). Wechseln Sie dann zum linken Ärmchen und führen Sie die Massage mit gegengleichen Grifftechniken aus.

Beine und Füße: Nun massieren Sie die Beine und Füße Ihres Kindes. Das wirkt entspannend vom Becken bis zu den Zehen, lockert die Gelenke und regt den Kreislauf an.
- Verteilen Sie zunächst das Massageöl auf beiden Beinchen. Dann heben Sie das rechte Bein an, umfassen es mit Ihrer rechten Hand am Füßchen und streichen mit Ihrer linken Handfläche von der Hüfte abwärts bis zum Fuß. Lassen Sie Ihre Hand dann wieder sanft nach oben gleiten und streichen Sie dann abermals zum Fuß hin (dreimal wiederholen).

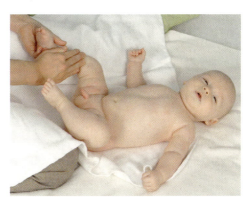

▲ Eine Beinmassage gefällt Ihrem Baby.

33

2 Von liebevollen Händen berührt

Wirksame Massagegriffe gegen Bauchweh und Blähungen

Unter Drei-Monats-Koliken, Blähungen und Bauchweh leiden viele Babys. Mit den folgenden Grifftechniken lassen sich diese Verdauungsbeschwerden wirksam vorbeugen:

- Verreiben Sie warmes Öl auf Ihren Händen und verteilen Sie es sanft auf dem Bäuchlein. Nun streichen Sie im Uhrzeigersinn, also rechts herum, mit der flachen Hand langsam um den Bauchnabel herum. Mit der anderen Hand halten Sie Ihr Baby seitlich an der Hüfte oder am Oberschenkel fest (zehnmal wiederholen).
- Dann lassen Sie Ihre flache Hand einfach eine Weile auf dem Bäuchlein ruhen, während Sie die andere Hand weiterhin seitlich liegen haben. So spüren Sie, dass es in dem kleinen Bäuchlein heftig arbeitet, wenn Ihr Kind an einer Kolik leidet. Die Wärme, die von Ihrer aufliegenden Hand ausgeht, wirkt beruhigend und lindernd.
- Nach einer Weile streichen Sie mit den Fingerspitzen rund um den Bauchnabel kleine Spiralen auf die Haut. Massieren Sie nicht zu zaghaft, sondern mit leichtem Druck und fließenden Bewegungen.

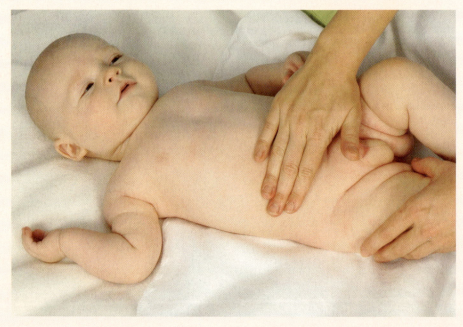

Berührung ist Haut-Sache

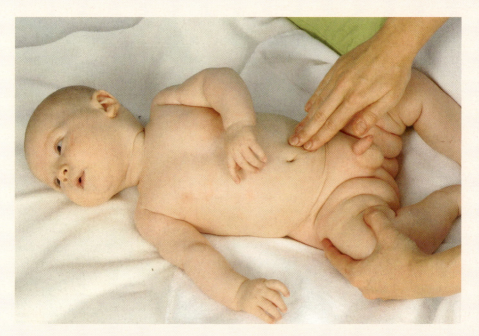

Achten Sie darauf, dass Sie rechts herum massieren, da der Dickdarm so verläuft und angeregt werden soll (zehnmal wiederholen).
- Anschließend lassen Sie die Fingerspitzen von Zeige-, Mittel- und Ringfinger in rascher Folge rund um den Bauchnabel „spazieren gehen". Üben Sie dabei wieder etwas Druck aus, da Sie sonst keine Wirkung erzielen (fünfmal wiederholen).
- Zum Abschluss der Bauchmassage lassen Sie Ihre flache Hand noch ein paar Sekunden auf dem Bäuchlein ruhen.

Die lindernde Wirkung dieser Bauchmassage können Sie noch verstärken, in dem Sie ein Massageöl mit entsprechenden pflanzlichen Zusätzen verwenden wie beispielsweise Kümmel- oder Fenchelöl. Auch diese fertigen Ölmischungen gibt es im Bioladen oder Reformhaus zu kaufen.

2 Von liebevollen Händen berührt

BERÜHRUNG

Info

Wenn Sie die kleinen Füßchen massieren, stimulieren Sie dabei auch die Reflexzonen, was sich wiederum auf den ganzen Körper Ihres Kindes entspannend auswirkt.

▌ Jetzt formen Sie mit beiden Händen einen Ring, umfassen mit der linken Hand den Oberschenkel und mit der rechten das Fußgelenk Ihres Kindes. Streichen Sie zuerst mit der linken Hand vom Oberschenkel abwärts zum Fußgelenk, lösen dort Ihre rechte Hand, die Sie schnell auf den Oberschenkel legen, während Sie mit der linken Hand das Fußgelenk halten (viermal wiederholen).

▌ Beenden Sie die Massage am rechten Bein mit den unter 2. beschriebenen Streichungen (dreimal wiederholen) und wechseln Sie dann zum linken Beinchen, wobei Sie mit gegengleichen Grifftechniken arbeiten müssen.

Fußsohlen: Auf den Fußsohlen befinden sich so genannte Reflexzonen – das sind Nervenenden, die mit bestimmten Bereichen und Organen des Körpers in Verbindung stehen.

▌ Umfassen Sie nun das rechte Fußgelenk Ihres Babys mit Ihrer linken Hand, so dass Sie das kleine Füßchen sicher stabilisieren können. Legen Sie Ihre rechte Hand auf den Fußrücken, wobei Sie Ihren Daumen auf die Fußsohle legen. Üben Sie etwas Druck aus (sonst kitzeln Sie nur die Füße!), und streichen Sie mit dem flach aufgelegten Daumen von der Ferse nach oben in Richtung Fußzehen. Dort angekommen, heben Sie den Daumen an und legen ihn wieder auf die Ferse (fünfmal wiederholen).

▌ Danach streichen Sie abermals von der Ferse aufwärts, diesmal aber auch über jeden Zeh extra. Nehmen Sie sich für jeden Zeh ein wenig Zeit, denn auch dort befinden sich wichtige Reflexzonen: Streichen Sie sie zuerst mit dem Daumen aus, dann nehmen Sie sie zwischen Ihre Finger und rollen sie hin und her.

▌ Beenden Sie die Fußmassage, indem Sie dreimal mit der flachen Hand über die Fußsohle streichen. Danach wechseln Sie zum linken Füßchen.

Die Massage der Körperrückseite

Babys genießen es, wenn sie bei der Massage auf dem Rücken liegen, weil sie so Blickkontakt zu Ihnen halten kön-

36

Berührung ist Haut-Sache

nen. Aber auch eine Rückenmassage ist für die Kleinen ein lustvolles und entspannendes Erlebnis. Dazu drehen Sie Ihr Baby langsam über die Seite auf den Bauch. Es liegt nun der Länge nach vor Ihnen.

Mit der anschließenden Massage stärken Sie die Rückenmuskulatur Ihres Kindes und Verspannungen im Nackenbereich lösen sich dabei ebenfalls.

- Ölen Sie zunächst den kleinen Rücken und den Po mit warmem Massageöl ein. Dann legen Sie Ihre Handflächen quer auf den Rücken, und zwar eine in Höhe des Pos, die andere auf dem Nacken. Nun streichen Sie mit abwechselnden Griffen von oben nach unten, also vom Nacken abwärts zum Po, heben eine Hand an und legen sie wieder nach oben auf den Nackenbereich, während die andere kurz am Po ruht. Achten Sie auf langsame, gleitende Bewegungen (fünfmal wiederholen).
- Mit der gleichen abwechselnden Grifftechnik, aber mit den Fingerspitzen ausgeführt, streichen Sie abermals von oben nach unten (dreimal wiederholen).
- Nun kneten Sie den kleinen Po ein paar Sekunden lang sanft mit Ihren Fingerspitzen.
- Anschließend streichen Sie den Rücken in Querrichtung mit beiden flach aufliegenden Händen. Ziehen Sie sie gegenläufig von der Mitte nach außen, und wandern Sie mit Händen langsam von den Schultern hinunter bis zum Po (zweimal wiederholen).
- Zum Schluss streichen Sie mit der rechten Handfläche diagonal von der rechten Schulter zur linken Po-hälfte und zurück. Während Sie mit der rechten Hand massieren, ruht Ihre linke Hand seitlich an der Hüfte. Danach wechseln Sie die Hände und führen die Grifftechnik gegengleich aus (jeweils dreimal wiederholen).

Info

Vom Rückenmark in der Wirbelsäule gehen zahllose Nervenbahnen und -stränge aus, die sich in alle Körperpartien verästeln. Das gesamte Nervensystem wird durch die Massage beeinflusst.

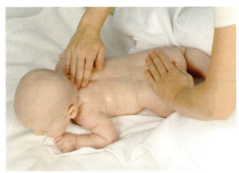

2 Von liebevollen Händen berührt

BERÜHRUNG

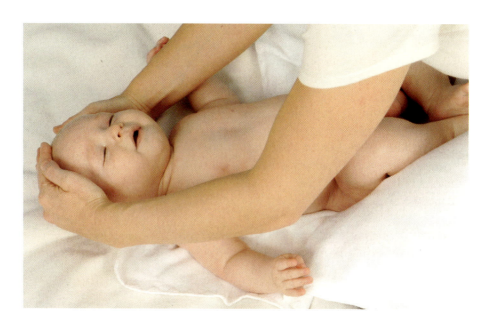

Die Gesichtsmassage
Für die Massage des kleinen Gesichts drehen Sie Ihr Kind wieder über die Seite auf den Rücken. Ihr Baby liegt jetzt vor Ihnen und die Füßchen berühren Ihren Bauch.

- Legen Sie eine Hand flach auf die Stirn und die andere auf den Hinterkopf. Streichen Sie nun in abwechselnder Reihenfolge von der Stirn über die Kopfhaut nach hinten zum Hinterkopf, während Sie die andere Hand schon nach vorne auf die Stirn legen (fünfmal wiederholen).
- Nun halten Sie das Köpfchen seitlich mit beiden Händen, wobei sich Ihre Daumen in der Mitte der Stirn treffen. Streichen Sie beide Daumen gleichzeitig mit leichtem Druck bis zu den Schläfen hin. Dann rutschen Sie mit Ihren Daumen etwas tiefer und streichen wieder zu den Schläfen hin. Wiederholen Sie diese Grifffolge so lange, bis Sie die ganze Stirn Ihres Kindes massiert haben.
- Ihre Daumen liegen jetzt auf der Nasenwurzel. Streichen Sie nun langsam entlang der Augenbrauen bis zu den Ohren hin (dreimal wiederholen).

Tipp
Gesicht und Kopf Ihres Babys sind sehr empfindlich. Deshalb sollten Sie sehr behutsam massieren.

Berührung ist Haut-Sache

- Streichen Sie mit beiden Daumen dann links und rechts der Nasenflügel sanft über die Wangen bis zu den Ohren hin (dreimal wiederholen).
- Kneten Sie nun das kleine Kinn zart mit Daumen und Zeigefingern. Beginnen Sie in der Mitte und kneten Sie weiter nach links und rechts außen entlang des Kiefers bis zu den Ohrläppchen (dreimal hin- und herkneten).
- Dann reiben Sie die kleinen Ohren sanft zwischen Daumen und Zeigefinger so lange, bis Sie beide Öhrchen komplett massiert haben.
- Zum Abschluss umfassen Sie mit beiden Händen das Köpfchen und streichen um die Ohren seitlich am Kiefer entlang bis zum Kinn, so dass nur noch Ihre Fingerspitzen zum Schluss das Kinn berühren (dreimal wiederholen).

Tipp

Auch an den Ohren befinden sich Reflexzonen, die Sie beim Massieren sanft stimulieren.

Natürlich können Sie Ihrem Kind während der Massage ein schönes Liedchen vorsingen, ihm eine kleine Geschichte erzählen oder eines der lustigen Spiele für den Körper mit ihm machen. Anregungen dazu finden Sie ab Seite 87. Damit verdoppeln Sie sein Massageglück!

KURS-INFO

Alles über Babymassagekurse auf einen Blick

Alter:	Für Babys ab der vierten, fünften Lebenswoche.
Wo?	Bei Hebammen, Kinderschwestern, Physiotherapeuten, Krankenkassen, Volkshochschulen, Familienbildungsstätten
Kosten:	Pro Treffen etwa 10 bis 15 Euro.
Inhalte/Ziele:	Die Eltern lernen Grifftechniken unter sachkundiger Anleitung und erfahren Wissenswertes über die Wirkungen, die sie damit erzielen. Babys Körpergefühl und Muskeln werden gestärkt, die Durchblutung angeregt, die Atmung vertieft und der kleine Körper allgemein entspannt. Die Eltern-Kind-Bindung wird gestärkt; Mütter (und Väter) lernen, die Signale ihres Kindes besser zu verstehen.
Weitere Informationen:	www.dgbm.de

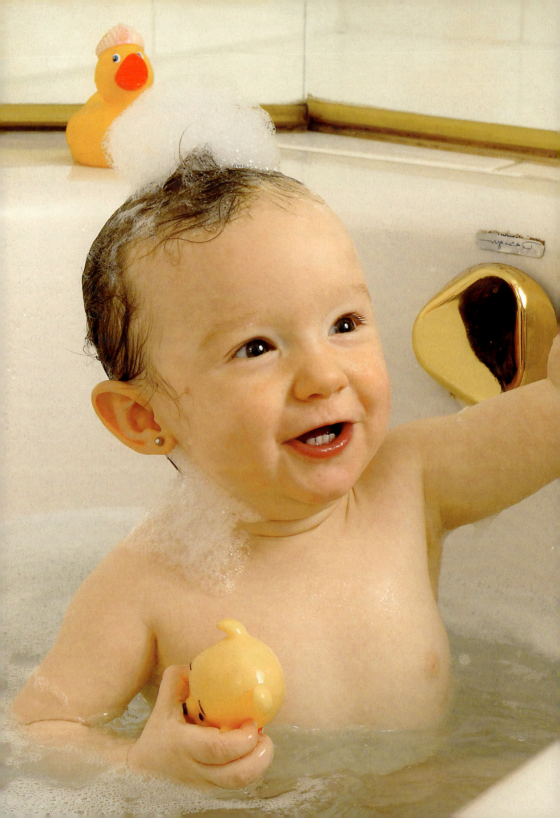

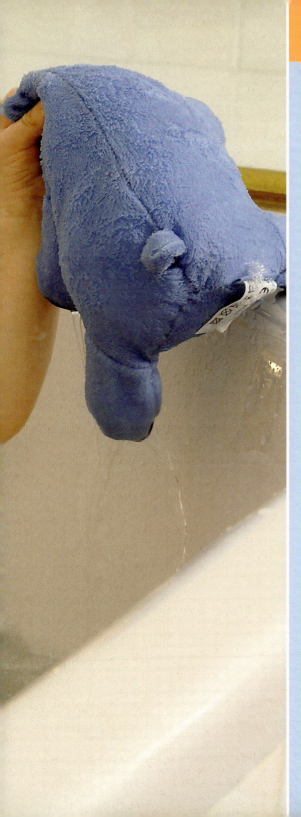

3

Schwerelos im Wasser

„*Babyschwimmen bedeutet, mit den Kindern im Wasser zu spielen, um sie in ihrer Entwicklung zu fördern, die Freude am Wasser zu erhalten und nur Übungen durchzuführen, die kind- und altersgerecht sind.*"

(Reiner Cherek, Babyschwimmlehrer)

3 Schwerelos im W...

WASSERSPASS

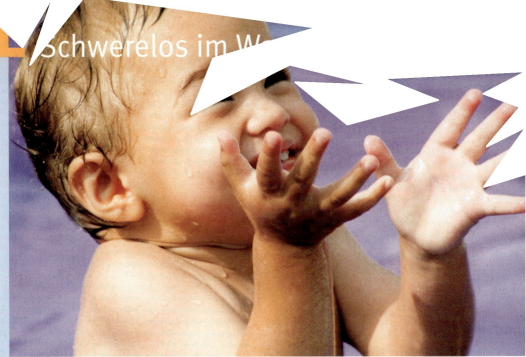

Baden – mehr als Reinigung

Info

Das Baden dient nicht nur zu Reinigungszwecken, sondern auch für einen entspannten, angstfreien Umgang mit dem Element Wasser.

Schon zu Hause können Sie dafür sorgen, dass Ihr Baby bereits seine ersten Erfahrungen im Umgang mit dem Element Wasser macht. Da Babyhaut fünfmal zarter als Ihre eigene ist, kommen die Wärme- und Kältesignale auch viel schneller im Gehirn an. Auf Ihren Händen sicher gebettet fühlt sich Ihr Baby nahezu schwerelos schwebend in angenehm temperiertem Wasser – ein wunderbarer Zustand, den es noch vom Mutterleib her kennt. Und je sicherer Sie sich dabei fühlen, desto entspannter wird Ihr Kind auf all diese vertrauten Reize reagieren, die das Wasser bei ihm auslöst.

Baden – mehr als Reinigung

Dennoch gibt es Säuglinge, die von Anfang an Probleme damit haben: Sie reagieren ängstlich und schreien, sobald sie mit Wasser in Kontakt kommen. Viele kleine Versuche sind dann erforderlich, um ihm die Ängste vor dem Wasser zu nehmen. Trotzdem gibt es Babys, die selbst nach Monaten noch wasserscheu sind. In solchen Fällen muss man als Eltern diese Tatsache einfach akzeptieren und Wege finden, um das tägliche Waschen und gelegentliche Baden so entspannt wie möglich durchführen zu können (siehe Tipps auf Seite 46).

Babys erster Badespaß

Seine ersten Erlebnisse mit dem nassen Element außerhalb des Mutterleibs macht Ihr Kind beim Baden in der Wanne. Mit den richtigen Vorbereitungen und Handgriffen wird das Baden zum Genuss:

- Babys vertragen es nicht, wenn sie unmittelbar nach einer Mahlzeit gebadet werden. Die beste Badezeit liegt zwischen zwei Mahlzeiten, also etwa eine Stunde nach dem Essen oder eine Stunde vor der nächsten Mahlzeit.
- Ob Sie Ihr Kind lieber morgens, mittags oder abends baden, hängt von Ihrem Zeitplan ab. Für unruhige Babys ist beispielsweise abends eine ideale Badezeit, da ein warmes Vollbad entspannend wirkt und das anschließende Einschlafen sehr viel leichter fällt.
- Zeit und Ruhe sind für das Baden auf jeden Fall wichtig. Denn Hetze und Nervosität übertragen sich aufs Kind. Auch ruckartige, schnelle Bewegungen trüben den Badespaß und würden bei Ihrem Kind Angst und Verkrampfung hervorrufen.

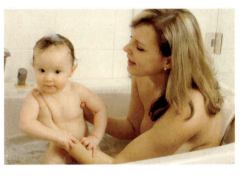
▲ Mit der Mama in der Badewanne – da macht das Baden viel Spaß.

43

3 Schwerelos im Wasser

▼ Auf so einem Badewannenaufsatz steht die Wanne sicher und Sie schonen Ihren Rücken.

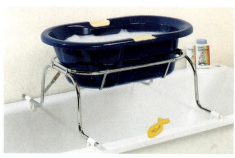

▶ Ein kuscheliges Badetuch verhindert, dass Ihr Kind nach dem Baden friert.

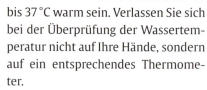

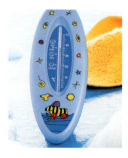

▲ Prüfen Sie die Wassertemperatur am besten mit einem ungefährlichen Thermometer ohne Quecksilber.

▍ Im Handel gibt es für Neugeborene und ältere Babys entsprechende Badewannen, die sicher und stabil auf einer rutschfesten Unterlage stehen sollten.

▍ Auch die Temperaturen müssen beim Baden stimmen: Der Raum sollte mindestens 24 °C und das Badewasser 36 bis 37 °C warm sein. Verlassen Sie sich bei der Überprüfung der Wassertemperatur nicht auf Ihre Hände, sondern auf ein entsprechendes Thermometer.

▍ Das Wasser in der Wanne sollte so tief sein, dass Babys Oberkörper möglichst ganz bedeckt ist, da er sonst schnell auskühlt.

▍ Ein größeres, weiches Badetuch sollte sich in Reichweite befinden, damit Sie Ihr Kind nach dem Baden darin einhüllen können.

▍ Badezusätze sind für kleine Babys nicht erforderlich. Ist die Haut Ihres Babys jedoch trocken, hilft ein Schuss süßes Mandelöl (in Apotheken erhältlich) und ein Esslöffel Milch die empfindliche Haut zu schützen und zu pflegen.

Sichere Handgriffe beim Baden

Sind alle Vorbereitungen getroffen, kann nun der große Moment des Badevergnügens kommen. Die folgenden Beschreibungen und Abbildungen helfen Ihnen dabei, alles richtig zu machen:

▍ Umfassen Sie mit der linken Hand die Schulter Ihres Babys. Der Daumen ruht auf der Armkugel, mit der Handfläche stützen Sie den kleinen Rücken, und das Köpfchen ruht auf Ihrem Handgelenk und Unterarm. Mit der rechten Hand umfassen Sie den Po Ihres Kindes.

Baden – mehr als Reinigung

- Heben Sie nun Ihr Baby über die Badewanne, und lassen Sie es zuerst mit den Füßchen das Wasser berühren, bevor Sie es langsam mit dem ganzen Körper ins Wasser legen. Die Schultern sollten bedeckt sein, damit es nicht friert.
- Wiegen Sie Ihr Baby jetzt hin und her und suchen Sie seinen Blickkontakt. Wenn Sie es anlächeln und

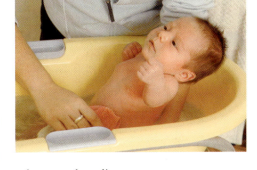

beruhigende Worte sprechen, wird es erkennen, dass die ungewohnte Körperstellung und der relativ feste Griff nicht bedrohlich sind. Während Sie Ihr Kind unter den Achseln halten, können Sie mit der freien, rechten Hand sanft über sein Bäuchlein streichen und es später mit einem Waschlappen vorsichtig reinigen.

- Nach etwa fünf Minuten ist das Wasservergnügen vorbei. Legen Sie wieder Ihre rechte Hand unter den Po und heben Sie Ihr Baby langsam aus dem Wasser. Nun hüllen Sie es in das Badelaken und tupfen den kleinen Körper behutsam ab.

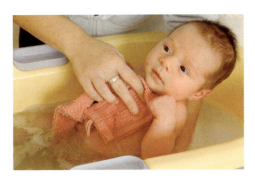

Sobald Ihr Kind sein Köpfchen sicher halten kann, sollten Sie zur Abwechslung auch mal die Bauchlage im Wasser ausprobieren:

- Dazu umfassen Sie mit der linken hand den oberen Bereich des Brustkorbs, so dass Sie Ihr Kind unter den Achseln am Oberarm im Griff haben. Mit der rechten Hand halten Sie den unteren Bereich des Oberkörpers in Höhe des Bäuchleins.
- Die Händchen dürfen nun zuerst das Wasser berühren, bevor Ihr

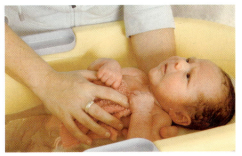

45

1 Schwerelos im Wasser

Damit das Baden ein Vergnügen bleibt

Mit angezogenen Ärmchen und Beinchen sowie mit Tränen reagieren Babys, die Berührungsängste mit dem Wasser haben. Wichtig ist, dass Sie Ihrem wasserscheuen Baby viel Zeit lassen und die nötige Geduld aufbringen, damit es sich an das nasse Element Schritt für Schritt gewöhnen kann. Die anschließenden Tipps sind immer einen Versuch wert:

- Möglicherweise fühlt sich Ihr Baby in einem speziellen Badeeimer wohler als in einer Babywanne. Denn die Haltung, die es in diesem Eimer einnimmt und die Begrenzung, erinnern an sein Dasein im geschützten Mutterleib. Bis zum sechsten Lebensmonat kann Ihr Kind darin das Wasser entspannt genießen.

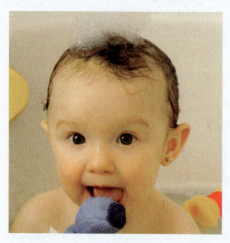

▲ Passen Sie gut auf, dass kein Schaum in die Augen Ihres Babys gelangt.

- Steigen Sie von Anfang an mit in die große Badewanne und legen Sie sich Ihr Baby bäuchlings auf Ihren Oberkörper. Achten Sie aber darauf, dass kein Wasser an sein Köpfchen kommt. Streichen Sie dabei über seinen Rücken und singen Sie ihm ein schönes Liedchen vor.
- Einige Mütter lassen ihr ängstliches Baby während des gemeinsamen Badens zur Beruhigung an der Brust nuckeln.
- Manchmal lassen sich Babys von ihren Wasserängsten durch schöne Musik oder lustige Wasserspielzeuge ablenken.
- Beim Haarewaschen schützt ein spezieller Haarwaschkranz davor, dass Wasser und Shampoo in die Augen gerät.
- Es gibt auch extra kleine Schwimmbrillen, die zumindest die Augen älterer Babys vor Wassertropfen (oder Shampoo beim Haare waschen) schützen.
- Der Sommer ist eine ideale Zeit, um Krabbel- und Laufkinder für lustige Wasserspiele zu begeistern. Am besten nackt und im Schatten draußen im Garten, auf der Terrasse oder auf dem Balkon können sie in einer kleinen Schüssel mit Wasser plantschen oder mit einer kleinen Gießkanne Wasser über die Beinchen laufen lassen.

Zwingen Sie Ihr Kind keinesfalls zum vermeintlichen Wannenglück. Dies würde seine Ängste nur noch steigern und sein Selbstvertrauen erschüttern. Starten Sie nach einigen Wochen einen neuen Versuch.

Baden – mehr als Reinigung

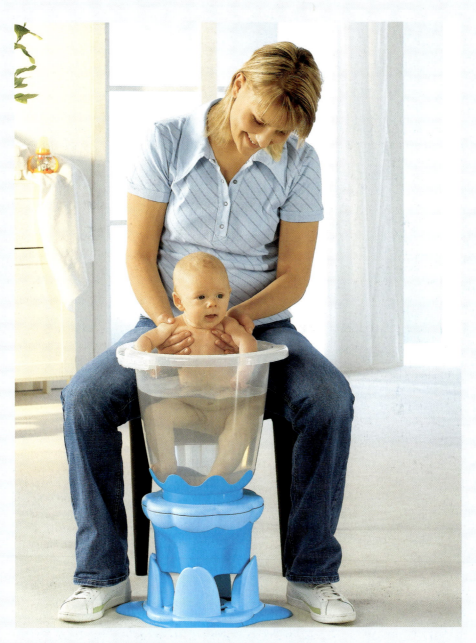

▲ Wohlig wie in Mamas Bauch kann Ihr Kind das Bad genießen.

47

3 Schwerelos im Wasser

Wichtig
Lassen Sie Ihr Baby im Badezimmer nicht eine Minute allein! Die Gefahr, dass es mit dem Kopf unter Wasser gerät und sich selbst nicht mehr aufrichten kann, ist zu groß.

Baby schließlich ganz ins warme Nasse eintaucht. Zappelt es lebhaft, sind dies nicht nur die Überreste seines Schwimmreflexes, sondern auch ein sichtbares Zeichen seines Wohlbefindens.

- Kann Ihr Kind sicher alleine sitzen, braucht es eine entsprechend größere Bademöglichkeit. Dazu eignet sich die Familienwanne, wenn sie mit einer Anti-Rutsch-Matte ausgestattet ist.

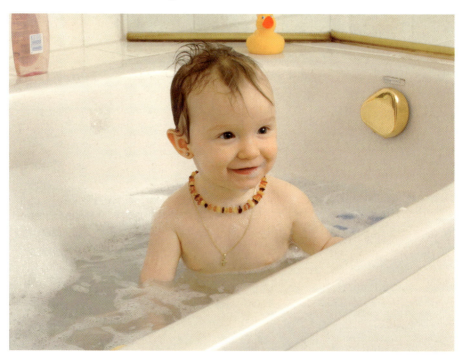

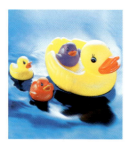

Ihr Baby genießt es, wenn Sie ihm bei seinem Wannenglück zuschauen. Noch besser ist es, wenn Sie gleich mit in die große Wanne steigen und die kleine Wasserratte in den Arm nehmen.

Gerade ältere Babys genießen es, wenn sie sehr viel Zeit mit Spielen und Plantschen verbringen dürfen. Das Reinigen sollte daher immer erst ganz zum Schluss kommen und nur

Baden – mehr als Reinigung

einen Bruchteil an Zeit in Anspruch nehmen. Apropos Schluss: Bei so viel Badevergnügen wird Ihr Kind auf das Ende der Badezeit vermutlich mit lautstarkem Protest reagieren. Das Element Wasser ist jetzt endgültig zum Freund Ihres Kindes geworden und einem Babyschwimmkurs steht nun nichts mehr im Wege.

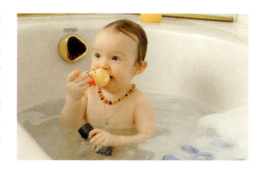

Schwimmkurs: Bitte mit Anleitung!

Wasser fasziniert die meisten Babys, denn es erinnert sie an die geborgene Zeit im Mutterleib, in der sie schwerelos im warmen Fruchtwasser schwammen und schon gefahrlos Purzelbäume schlagen konnten. Genau dies macht sich das Babyschwimmen zunutze: An den Warmbadetagen im wohltemperierten Wasser des Nichtschwimmerbeckens kann sich der kleine Körper mühelos an das nasse Element anpassen.

In einem Babyschwimmkurs lernen die Allerkleinsten zunächst einmal den spielerischen Umgang mit Wasser sowie viele interessante Übungen, die Babys großen Spaß bereiten und ihre gesamte körperliche und geistige Entwicklung fördern. Auch nach schwimmenden Wasserspielzeugen zu greifen, macht Schwimmbabys großen Spaß. Deshalb lohnt sich der Besuch eines solches Kurses auf jeden Fall.

Wichtig
Obwohl die Natur alle Neugeborenen für den Aufenthalt im Wasser mit gewissen Reflexen ausgestattet hat, sind sie keinesfalls für ein gefahrloses Tauchen im Wasser geeignet.

Die wohltuenden Wirkungen des Babyschwimmens

Das Schweben, Zappeln und Strampeln im Wasser bereitet nicht nur sichtliches Vergnügen – Schwimmbabys profitieren auch von den überaus positiven Wirkungen des Wassers.

3 Schwerelos im Wasser

WASSERSPASS

Guter Tipp

So macht das Schwimmen Spaß

Babys erste Schwimmversuche werden zu einem echten Vergnügen, wenn Sie Folgendes beachten:

- Ab acht bis zehn Wochen dürfen Babys ins Schwimmbad.
- Das Wasser sollte 32 bis 34 °C warm sein (Warmbadetage!) und möglichst wenig Chlor enthalten (kein Chlorgeruch!).
- Ihr Baby braucht eine Schwimmwindel, zwei Handtücher (zum Drauflegen und Abtrocknen), eine Mütze für den Heimweg sowie ein Getränk und Snack für den großen Hunger nach dem Schwimmen.
- Fängt Ihr Baby im Wasser an zu weinen, zu zittern oder bekommt es blaue Lippen, braucht es eine Pause zum Aufwärmen oder das Schwimmen muss abgebrochen werden.
- Nach dem Baden duschen Sie Ihr Kind kurz mit warmem Wasser ab und hüllen es sofort in das Badelaken.

Wichtig

Dann sollte Ihr Baby nicht ins Wasser: bei Schnupfen, Fieber oder bis zu drei Tagen nach einer Impfung. Und die letzte Mahlzeit sollte mindestens eine halbe Stunde zurückliegen.

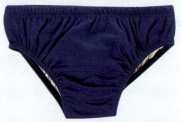

▲ Eine Bade-Windelhose sorgt für unbeschwerten, hygienischen Badespaß.

Info

In einem Schwimmkurs geht es nicht darum, dass die daran teilnehmenden Kinder möglichst früh, schnell oder gar besser schwimmen lernen: Dafür gibt es spezielle Schwimmkurse für ältere Kinder.

Training der Muskulatur

Durch den Auftrieb im Wasser fallen alle Bewegungen leichter und können so ausgeprägter als gegen die Schwerkraft an Land ausgeführt werden. Denn ständig muss der kleine Körper den Widerstand des Wassers überwinden. Der Druck und die Massagewirkung des Wassers stimulieren zum Strampeln mit den Beinen und zum Rudern mit den Armen. Durch diese natürliche Wassergymnastik wird die Muskulatur angeregt und trainiert.

Förderung des Knochenwachstums

Die intensiven Bewegungen im Wasser fördern außerdem ein ausgewogenes Knochenwachstum und eine gute Ausformung der Hüftgelenke. Die gesamte Skelettmuskulatur

Baden – mehr als Reinigung

wird durch Bewegungsreize im Wasser gleichmäßig ausgebildet, was später nicht nur für eine gesunde Körperhaltung von Bedeutung ist, sondern auch Haltungsschwächen wirksam vorbeugt.

Förderung der Sinnesorgane

Darüber hinaus schulen die besonderen Bedingungen im Wasser auch den Gleichgewichts- und Orientierungssinn. Beide Sinne spielen nicht nur für die gesamte körperliche, sondern auch für die geistige Entwicklung von Kindern eine wichtige Rolle. Ob fürs Laufen lernen, Treppen steigen, Fahrrad fahren oder beim späteren Lernen in der Schule – mit einem gut ausgeprägten Gleichgewichts- und Orientierungssinn fällt all dies leichter.

Und ganz nebenbei wird beim Babyschwimmen auch die Beziehung zwischen Ihnen und Ihrem Kind gestärkt: Die gemeinsamen Erfahrungen im und mit dem Wasser sowie der enge Hautkontakt schaffen ein starkes Vertrauensverhältnis – allein das ist schon der Besuch eines Babyschwimmkurses wert.

Info
Auch wenn es für uns Erwachsene lediglich nach Plantschen im Wasser aussieht: Für Babys ist die Bewegung im Wasser eine wirkungsvolles Körpertraining, Sinnesschulung und Spaß zugleich.

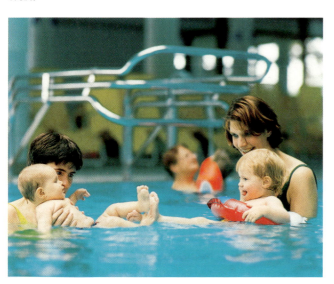

◀ Beim Babyschwimmen haben Eltern und Kinder viel Spaß.

51

3 Schwerelos im Wasser

WASSERSPASS

GUT ZU WISSEN

Natürliche Reflexe

In den ersten sechs Monaten verfügen alle Babys noch über bestimmte, natürliche Reflexe:

Schwimmreflex

Sobald ein Baby mit Wasser in Berührung kommt und bäuchlings an der Wasseroberfläche gehalten wird, beginnt es mit seinen Armen und Beinen zu strampeln und zu rudern. Diese unwillkürlichen Bewegungen werden als Schwimmreflexe bezeichnet.

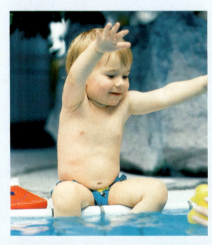

▲ Beim Babyschwimmen fühlen sich die Kinder wie kleine Fische im Wasser.

Tauchreflex

Alle Säuglinge haben außerdem einen Tauch- beziehungsweise Atemschutzreflex: Sobald das kleine Gesichtchen mit Wasser benetzt wird, blockiert die Atmung. Dieser Reflex ist ein lebenswichtiger Schutzmechanismus, damit kein Wasser in die Lungen dringt. Dabei verlangsamt sich auch die Herzfrequenz und der Sauerstoffverbrauch sinkt, so dass der Körper vorübergehend mit weniger Sauerstoffzufuhr auskommt. Während beim Neugeborenen dieser Reflex sehr stark ausgeprägt ist, reduziert er sich bereits innerhalb weniger Wochen nach der Geburt.

Wichtig

Der Tauchreflex befähigt Babys aber nicht zum gefahrlosen Tauchen! Der Reflex bedeutet nur, dass Babys beim Eintauchen ins Wasser den Atem anhalten. Sobald Neugeborene länger unter Wasser sind, würden sie ertrinken, da ihnen die Luft fehlt.

Lediglich bei einer Unterwassergeburt wird der Tauchreflex unter Aufsicht erfahrener Hebammen und Ärzte genutzt. Das Neugeborene macht dabei aber seinen ersten Atemzug nicht unter, sondern über Wasser.

▼ Der enge Hautkontakt gibt Ihrem Kind Sicherheit.

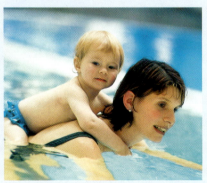

Baden – mehr als Reinigung

KURS-INFO

Alles über Babyschwimmkurse auf einen Blick

Alter:	Ab zwei bis drei Monaten
Wo?	Eltern-Kind-Kurse werden von (Schwimm-)Vereinen, der Deutschen-Lebensrettungs-Gesellschaft (DLRG), Familienbildungsstätten, Volkshochschulen, privaten (Schwimm-, Sport-)Schulen oder in den öffentlichen Schwimmbädern an den Warmbadetagen angeboten.
Kosten:	Schwimmkurs mit zehn Unterrichtseinheiten kann zwischen 50 bis 70 Euro kosten.
Inhalte/Ziele:	Eltern lernen Haltegriffe und Spiele, damit sich ihr Kind langsam ans Wasser gewöhnt und gern darin planscht. Das Gleichgewicht wird gestärkt und die Lage/Raumorientierung wird stimuliert. Das Körpergefühl und die Beweglichkeit verbessern sich und werden gefördert. Die Beziehung zwischen Eltern und Kind wird gestärkt
Weitere Informationen:	www.eltern-kind-schwimmen.de

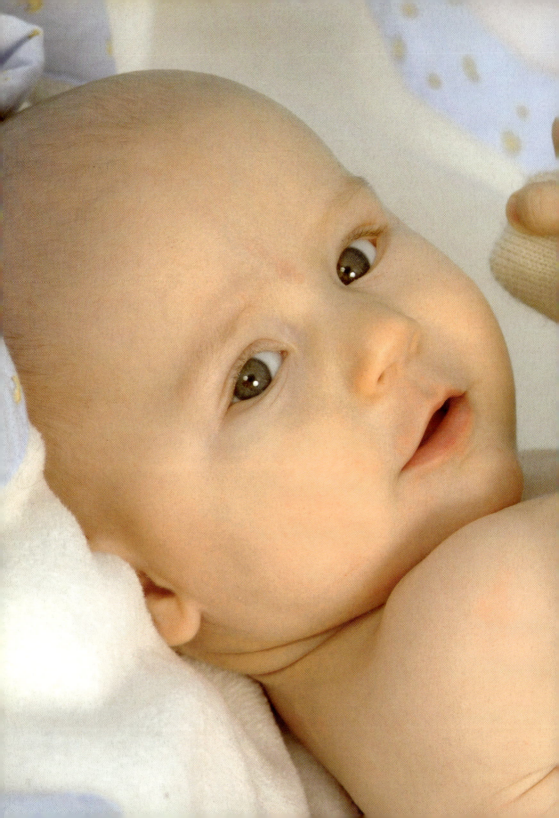

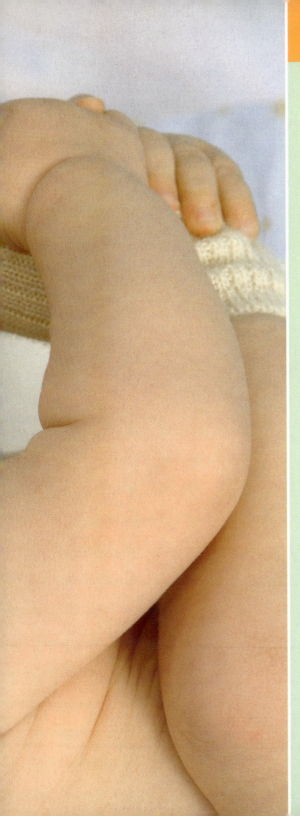

4

Kleiner Körper ganz beweglich

„Ich will mein Kind erleben, und mein Kind wird auch mich erleben. Ich gebe meinem Kind die Möglichkeit, in einer normalen Entwicklung und den sich entwickelnden normalen Haltungsmustern und der entsprechenden Muskelentwicklung sich selbst zu erleben."

(Prof. Dr. Vaclav Vojta, Begründer der Heilgymnastik)

4 Kleiner Körper ganz beweglich

BEWEGUNG

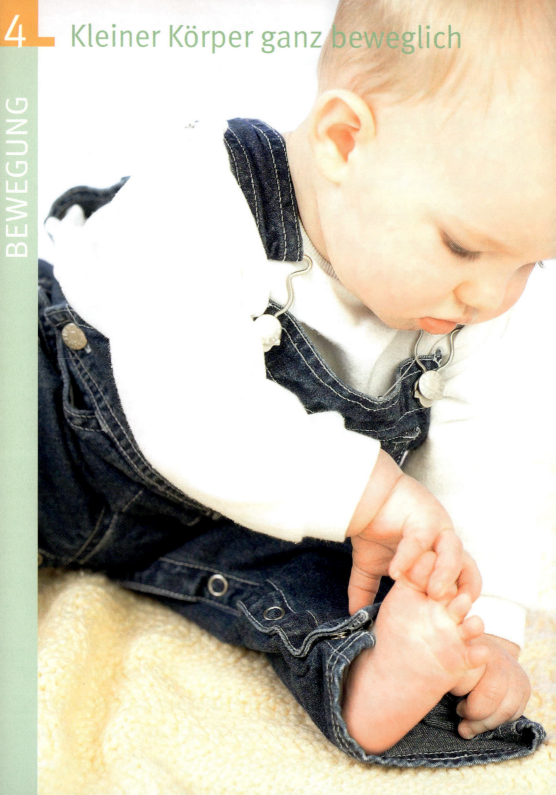

Immer in Bewegung

Ob noch ganz klein oder schon groß – Kinder drücken ihre Gefühle stets mit dem ganzen Körper aus. Sie drehen sich, werfen die Arme hoch, lachen, jauchzen, die Augen strahlen – das ganze Kind ist pure Freude. Diese komplexen Bewegungsmuster müssen aber erst gelernt werden. Das geschieht bei Babys durch „prüfendes Herausfinden": Wohin soll ich greifen? Was passiert, wenn ich einen Fuß vor den anderen setze? Je nach gemachter Erfahrung entwickeln sich in dem kleinen, noch unreifen Gehirn unterschiedliche Nervenverbindungen, die im Laufe des ersten Jahres immer komplexer werden. Zwar konnte es bereits im Mutterleib schon einige Bewegungen trainieren, aber nach der Geburt herrschen andere Bedingungen und die Bewegungsmuster müssen angepasst und verfeinert werden: Ihr Baby strampelt, rudert mit den Ärmchen und dreht den Kopf von der einen auf die andere Seite. Später versucht es, seine Lage selbstständig zu ändern, und zwar so lange, bis es sich aus der Rücken- in die Bauchlage und umgekehrt drehen kann. Danach wird das Sitzen gelernt, wobei es mit zunehmendem Können immer öfter seine Händchen nach vorne streckt bis es irgendwann auf alle viere kommt. Jetzt entdeckt Ihr Baby das Robben, zunächst vorsichtig und langsam, dann krabbelt es im Eiltempo durch die Wohnung. Um aufrecht gehen zu können, muss zunächst die Bein- und Fußmuskulatur so weit aufgebaut werden, dass sie den Körper tragen kann.

Mit den Übungen der Babygymnastik kann Ihr kleiner Liebling seine Bewegungslust ungehindert ausleben und auf spielerische Weise seine kleinen Muskeln stärken – eine gehörige Portion Spaß ist beim Turnen selbstverständlich inklusive!

Info

Zappeln, Strampeln, Rudern, Krabbeln, Gehen sowie Rennen ist für Ihr Kind nicht nur Ausdruck seiner Lebens- und Bewegungsfreude, sondern immer auch mit aktivem Lernen verbunden.

4 Kleiner Körper ganz beweglich

BEWEGUNG

Turnstunde für Babys

Niemand muss Ihrem Baby zeigen, wie es sich zu bewegen hat, damit es beispielsweise krabbeln oder laufen kann – jeden dieser Entwicklungsschritte unternimmt es aus eigenem Antrieb. Dennoch können Sie sein Bewegungsprogramm täglich unterstützen. Mit einfachen, aber wirkungsvollen Gymnastikübungen können Sie den Bewegungsdrang ihres Kindes spielerisch anregen und damit seine gesamte motorische (= die Bewegungen betreffende) Entwicklung auf natürliche Weise fördern. Denn die Babygymnastik ist eine kind- und altersgerechte Form von Bewegungsübungen, die ganz gezielt auf die Möglichkeiten des kleinen Körpers abgestimmt sind.

Die wohltuenden Wirkungen der Babygymnastik

Gerade während des ersten Lebensjahres können Sie bereits dafür sorgen, dass Ihr Kind fit und gesund bleibt. Denn das regelmäßige und babygerechte Turnen

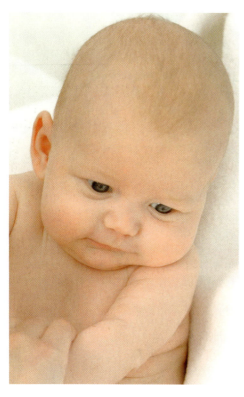

▲ Die Babygymnastik nutzt das Bewegungspotenzial von Babys, um ihre spontanen, natürlichen Bewegungsabläufe zu unterstützen und zu stärken.

- verbessert die Gelenkigkeit,
- stärkt die Muskelkraft, insbesondere die der Füße, Beine und des Rückens, und
- fördert die Bewegungsabläufe und Koordination der Muskeln.

Das Schönste bei der Babygymnastik ist aber, dass Ihrem Baby diese Bewegungsspiele einfach gut tun und es seinen Körper besser spüren und kennen lernt. Gerade dieses Kör-

Immer in Bewegung

pergefühl vermittelt eine größere Sicherheit für seine späteren Bewegungsabläufe beim Greifen, Sitzen, Krabbeln,
Stehen und Laufen. Und natürlich stärken Sie auch mit dieser Art des liebevollen Hautkontakts die innige Vertrautheit
zwischen Ihnen und Ihrem Baby - denn Liebe ist schließlich
Haut-Sache!

Wichtig

Babygymnastik beugt
Fehlhaltungen und
Haltungsschäden vor.

Gymnastik: Ihr Kurs für zu Hause!

Sobald Ihr Baby drei Monate alt ist, dürfen Sie mit den Bewegungsübungen beginnen und ein lustiges Spiel daraus
machen. Anfangs reichen fünf Minuten Gymnastik aus, um
die Muskeln und Gelenke zu trainieren. Ab dem fünften Monat kann Ihr Baby schon bis zu zehn Minuten lang sportlich
aktiv sein. Spaß und Freude sind beim Turnen überhaupt
das Wichtigste, deshalb sollten Sie

- die Reaktionen Ihres Kindes genau beobachten – sobald es
  unruhig wird und sein Köpfchen abwendet, beenden Sie
  die Turnstunde.
- Ihr Baby niemals dazu zwingen, Bewegungen auszufüh-
  ren, die es nicht machen will.

Info

Für zu früh geborene
und/oder entwick-
lungsverzögerte Babys
sowie für körperlich be-
hinderte Kinder gibt es
spezielle heilgymnasti-
sche Übungen, die nur
unter fachmännischer
Anleitung durchgeführt
werden dürfen.

◀ Bei angenehmer
Raumtemperatur nackt
auf dem Wickeltisch
liegend bereitet das
kleine Gymnastikpro-
gramm Ihrem Baby am
meisten Vergnügen.

4 Kleiner Körper ganz beweglich

BEWEGUNG

- ruckartige und schnelle Aktionen vermeiden, denn dadurch bekommt Ihr Kind Angst und wird sich verkrampfen.

Berücksichtigen Sie bitte auch, dass die hier vorgestellten Übungen zur Babygymnastik ausschließlich für gesunde Kinder gedacht sind.

Tipp
Bewegungsfreiheit ist beim Turnen wichtig. Lassen Sie Ihr Baby nackt oder ziehen Sie ihm nur ein leichtes Oberteil und eine Windel an.

Turnen mit Spaß und Freude
Um mit Ihrem Kind zu turnen, brauchen Sie nicht extra einen Kurs in Babygymnastik zu besuchen. Die anschließenden Übungen sind so einfach und leicht nachzumachen, dass Sie sie nach den folgenden Anleitungen zu Hause problemlos ausführen können.

Für die Gymnastik liegt Ihr Kind in Rückenlage auf dem Wickeltisch oder auf einer Unterlage auf dem Boden. So können Sie Blickkontakt halten und beobachten, ob Ihr Baby das Turnen genießt.

Zuerst die Arme...
Diese Übung kräftigt nicht nur die Armmuskulatur Ihres Kindes, sie löst auch Spannungen im Rücken und vertieft seine Atmung.

❶ Umfassen Sie mit Ihren Händen die Handgelenke Ihres Babys. Kreuzen Sie nun beide Ärmchen eng vor seiner Brust. Halten Sie sie ein paar Sekunden in dieser Stellung.

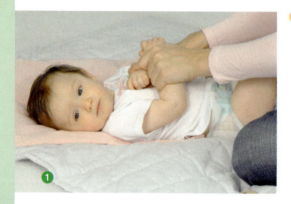

60

Immer in Bewegung

❷ Strecken Sie dann beide Arme weit links und rechts zur Seite. Wiederholen Sie diese Bewegungsfolge insgesamt sechsmal, wobei Sie beim Kreuzen darauf achten, dass mal der rechte, mal der linke Arm Ihres Babys oben liegt.

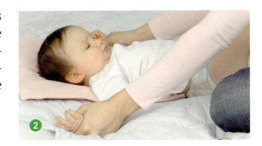

❸ Während Sie immer noch die Handgelenke Ihres Kindes halten, beugen und strecken Sie nun seine Ärmchen abwechselnd: Strecken Sie ein Ärmchen seitlich aus und lassen Sie das andere angewinkelt, danach umgekehrt (sechsmal wiederholen).

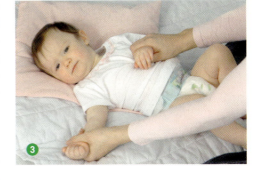

...nun die Beine

Diese Übungen stärken die Muskeln der Beine, des Rückens und des Bauches. Gleichzeitig beeinflussen sie auch die Flexibilität der Hüftgelenke.

❶ Umfassen Sie behutsam die Unterschenkel Ihres Babys. Wahrscheinlich beginnt es jetzt zu strampeln, was Sie ganz einfach unterstützen können: Beugen Sie ein Beinchen, während Sie das andere sanft strecken (zehnmal wiederholen).

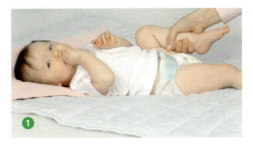

❷ Nun halten Sie beide Beine gestreckt und drücken Sie beide gleichzeitig langsam nach oben zum Bauch hin. Danach führen Sie sie wieder nach unten auf die Unterlage (fünfmal wiederholen).

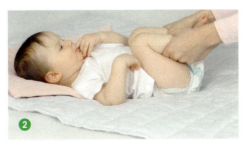

61

4 Kleiner Körper ganz beweglich

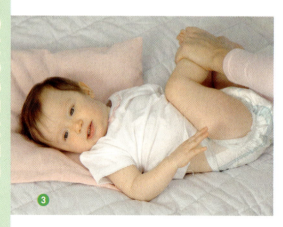

❸ Anschließend heben Sie beide Beine an und führen Sie sie so weit nach links, dass sich das Becken Ihres Kindes zur linken Seite hin dreht. Danach führen Sie beide Beine wieder über die Mitte zur rechten Seite hin (viermal wiederholen).

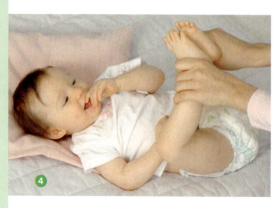

❹ Nun bringen Sie beide Beine gleichzeitig sanft auseinander, so dass die Knie nach außen zeigen und die Fußsohlen zusammenkommen. Klatschen Sie die kleinen Fußsohlen sanft aneinander (sechsmal klatschen).

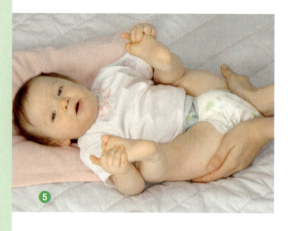

❺ Zum Schluss drücken Sie die kleinen Füße und Beine langsam und vorsichtig zum Bauch und weiter zur Brust bis zum Gesicht hin. Halten Sie diese Position etwa zwei Sekunden lang und lassen dann die Beinchen wieder langsam zurückgleiten (dreimal wiederholen). Sobald Ihr Kind alt genug ist, wird es bei dieser Übung versuchen, eines seiner Füßchen selbst zu halten und seine Zehen in den Mund zu stecken. In diesem Fall lösen Sie Ihre Hände von den Unterschenkeln und halten Ihr Baby seitlich an den Hüften fest.

Immer in Bewegung

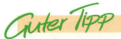

Mit Begeisterung turnen

Ihr Baby wird das Turnen noch mehr genießen, wenn Sie ihm während der Bein- und Fußgymnastik ein fröhliches Liedchen vorsingen. Selbst wenn es die Worte noch nicht verstehen kann – Ihr Kind wird begeistert sein. Denn an Ihrer Stimme und Ihrem Gesichtsausdruck fühlt, hört und sieht es Ihre Freude, so dass seine Bewegungen ebenso freudig ausfallen werden.

Zeigt her eure Füße, zeigt her eure Schuh,
und sehet den fleißigen Beinchen zu:
Sie strampeln, sie strampeln, sie strampeln
den ganzen Tag.
Sie strampeln, sie strampeln, sie strampeln
den ganzen Tag.

Zeigt her eure Füße, zeigt her eure Schuh,
und sehet den fleißigen Beinchen zu:
Sie wandern, sie wandern, sie wandern den
ganzen Tag.
Sie wandern, sie wandern, sie wandern den
ganzen Tag.

Zeigt her eure Füße, zeigt her eure Schuh,
und sehet den fleißigen Beinchen zu:
Sie turnen, sie turnen, sie turnen den
ganzen Tag.
Sie turnen, sie turnen, sie turnen den
ganzen Tag.

4 Kleiner Körper ganz beweglich

BEWEGUNG

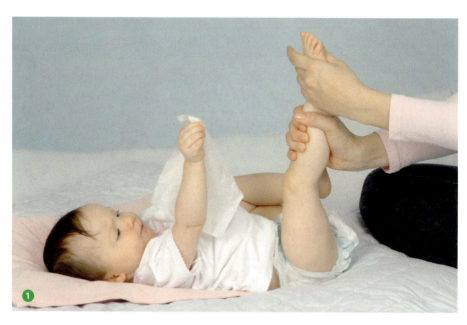

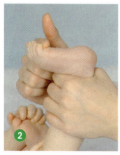

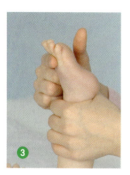

...und dann die Füße.

Diese Turnübungen kräftigen die kleinen Zehen sowie die Muskulatur des Fußgewölbes und Unterschenkels.

❶ Umfassen Sie ein Bein Ihres Kindes am Unterschenkel und halten es hoch. Mit der anderen Hand umfassen Sie den Fuß an den Zehengelenken, und zwar so, dass Ihr Daumen unten und die übrigen Finger oben auf den Zehen liegen. Drücken Sie nun mit dem Daumen den Fuß sanft nach oben, und dann nach unten (pro Fuß dreimal wiederholen).

❷ Anschließend legen Sie Ihren Zeigefinger quer auf den Bereich zwischen Zehen und Fußsohle und üben sanften Druck aus. Dadurch wird der Klammerreflex bei Ihrem Baby ausgelöst: Die Zehen beugen sich, als wolle sich das Kind mit seinen Füßchen irgendwo festklammern.

❸ Wenn Sie nun mit dem Zeigefinger sanft auf den Fußrücken Ihres Babys drücken, werden sich die Zehen reflexartig strecken. Wiederholen Sie Übung 2 und 3 insgesamt dreimal.

Immer in Bewegung

KURS-INFO

Alles über Babygymnastik-Kurse auf einen Blick

Alter:	Für Babys ab dem dritten Lebensmonat
Wo?	Bei Hebammen, Kinderschwestern, Physiotherapeuten, Krankenkassen, Volkshochschulen, Familienbildungs-stätten
Kosten:	Pro Treffen etwa 10 bis 15 Euro.
Inhalte/Ziele:	Eltern lernen Bewegungsübungen unter sachkundiger Anleitung und erfahren Wissenswertes über die Wir-kungen, die sie damit erzielen. Das Körpergefühl und die Motorik des Babys werden gefördert. Fehlstellungen oder Haltungsschäden können vorgebeugt oder frühzeitig erkannt werden. Die Eltern-Kind-Bindung wird gestärkt; Mütter (und Väter) lernen, die Signale ihres Kindes besser zu verstehen.
Weitere Informationen:	www.kidsgo.de

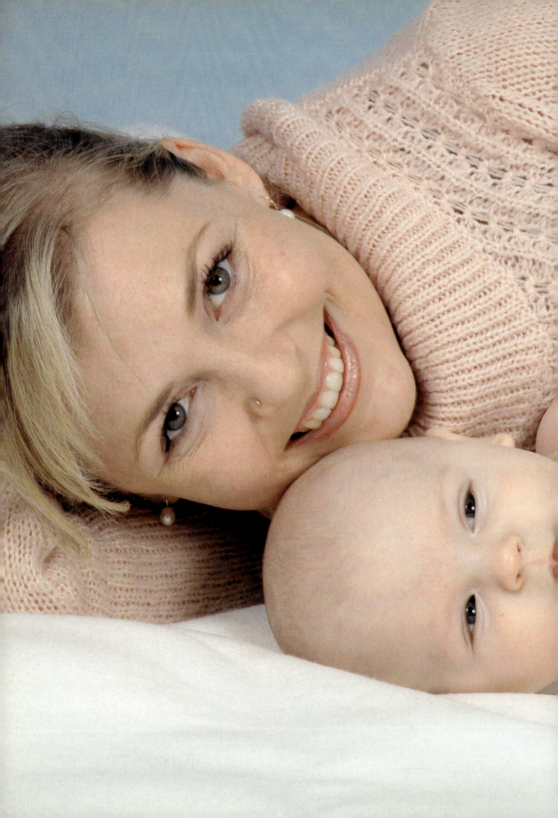

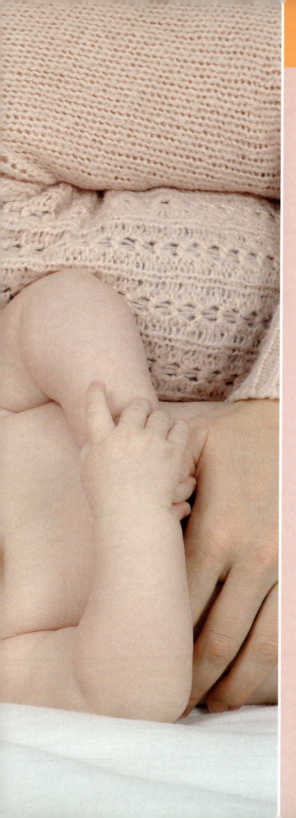

5

PEKiP – Das Prager-Eltern-Kind-Programm

„Die Bewegung ist eine der wichtigsten Ausdrucksformen und ebenso ein Grundbedürfnis des physischen und psychischen Lebens des Kindes im frühesten Lebensalter."

(Dr. Jaroslav Koch, Psychologe und Begründer von PEKiP)

5 PEKiP

ENTWICKLUNG

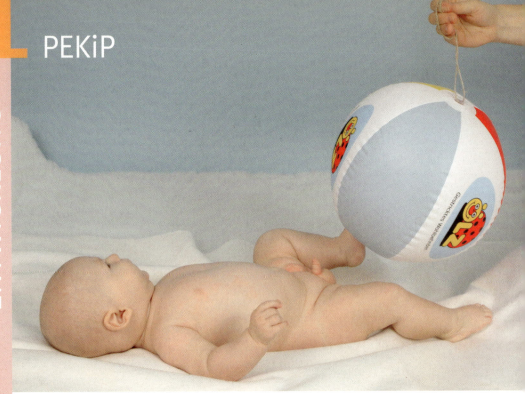

In großen Schritten

Tipp
Begleiten und unterstützen Sie Ihr Kind durch altersgerechte Spiele und Bewegungsübungen in seiner gesamten Entwicklung.

In den ersten zwölf aufregenden Monaten wächst und lernt Ihr Kind in rasantem Tempo. Ihr Baby nimmt Kontakt zu Ihnen und anderen Personen auf und lernt seinen Körper so weit zu beherrschen, dass es vom Liegen über das Sitzen und Krabbeln schließlich zum Stehen kommt. Mit hellwachen Sinnen erobert es sich durch Nachahmung, Ausprobieren und Erforschen Schritt für Schritt seine immer größer werdende Welt. Mit jedem Monat verwandelt sich der zunächst hilflos erscheinende Säugling in ein aktives Baby, das manchmal von einem Tag auf den anderen etwas Neues kann. Bei diesen enormen Lernschritten werden Sie Ihr Baby täglich neu erleben.

In großen Schritten

Sie werden staunen: Schon kleinste Anregungen genügen –
und Ihr Kind führt alles weitere ganz selbstständig aus! So lernen Sie die natürlichen Fähigkeiten Ihres Kindes immer besser
kennen und können auf seine körperlichen und emotionalen
Bedürfnisse entsprechend eingehen. Doch diese überaus wichtigen „Kompetenzen" müssen sich die meisten frischgebacke-
nen Mamas und Papas gerade beim ersten Kind erst einmal
erarbeiten. Hilfe und Unterstützung finden Sie beim Besuch
eines speziellen Eltern-Kind-Programms, des PEKiPs.

Ein Kurs für Eltern und Kind

Das Prager-Eltern-Kind-Programm (PEKiP) ist ein pädago-
gisches Konzept, dessen Grundlagen von dem tschechischen
Psychologen Dr. Jaroslav Koch (siehe Kasten) entwickelt
wurden. Es richtet sich nach den Phasen frühkindlicher Ent-
wicklungsprozesse und begleitet junge Familien während
des gesamten ersten Babyjahres.

Bereits ab der vierten Lebenswoche treffen sich Eltern mit
ihren Babys in kleinen Gruppen. Sie erhalten dort von spe-
ziell ausgebildeten Gruppenleiter(innen) Spiel- und Bewegungsanregungen, die dem jeweiligen Entwicklungsstand
des Kindes angepasst sind. Diese Bewegungsspiele fördern
das kindliche Lernpotenzial, wobei das Baby mit seinen Fähigkeiten und Bedürfnissen das Spielangebot bestimmt.

PEKiP-Kurse sind ein Angebot für frischgebackene Eltern

Sie lernen dort
- Ihr Baby durch Bewegungs-, Sinnes-
  und Spielanregungen in der Entwicklung zu begleiten und zu unterstützen,
- die Beziehung zwischen Ihnen und
  Ihrem Kind zu stärken und

- haben Gelegenheit zu einem Erfahrungsaustausch und zu Kontakt zu
  anderen Eltern.
Ihrem Kind wird Gelegenheit gegeben,
Kontakte mit gleichaltrigen Babys und
mit den anderen Erwachsenen aufzu-
nehmen.

GUT ZU WISSEN

69

5 PEKiP

Mütter und Väter lernen dabei vor allen Dingen, sich an den Bedürfnissen ihres Babys zu orientieren: Sie spielen mit dem Baby, wenn es wach ist. Sobald es müde wird, darf es schlafen. Und wenn es hungrig ist, steht die Nahrungsaufnahme an erster Stelle.

In solchen Gruppen können schon die Kleinsten erste Kontakte zu Gleichaltrigen knüpfen. Auch das ist wichtig, denn Babys interessieren sich für andere Kinder, erkennen sie wieder, haben Freude am Kontakt miteinander und regen sich gegenseitig zu Bewegungen an. Gleichzeitig wird für die Eltern dabei deutlich, dass jedes Baby einen eigenen Rhythmus hat, unterschiedliche Verhaltensweisen zeigt und sich auf individuelle Art entwickelt.

Für die Eltern findet in den PEKiP-Gruppen ein intensiver Erfahrungsaustausch über die Erlebnisse mit dem Kind statt. Fragen zur Entwicklung, Gesundheit und Erziehung werden dabei ebenso besprochen wie Themen, die die neue Rolle als Mutter und Vater oder den täglichen Umgang miteinander betreffen.

Wichtig
Im PEKiP werden Babys nicht auf ein bestimmtes Ziel hin „trainiert", sondern lediglich dazu angeregt, etwas selbst zu tun.

▼ Beim PEKiP findet Ihr Baby die ersten Freunde.

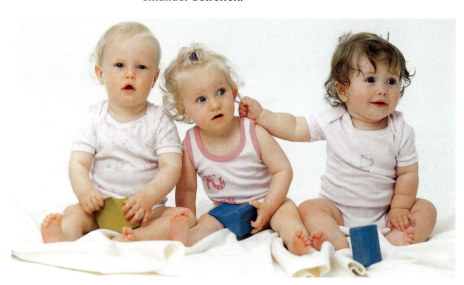

In großen Schritten

GUT ZU WISSEN

Warum ein Programm für Eltern und ihre Kinder?

Die Idee, jungen Eltern eine gewisse Anleitung im Umgang mit ihren Kindern zu geben, stammt von dem tschechischen Kinderpsychologen Dr. Jaroslav Koch (1910 bis 1979). Ende der 60er Jahre entwickelte er am Prager Institut für Mutter und Kind spezielle Bewegungsspiele für Kinder im ersten Lebensjahr. Bewegungen sind für Säuglinge eine Ausdrucksform sowie ein wichtiger Motor für ihre körperliche und geistige Entwicklung. Werden sie zu altersgerechten Bewegungen angeregt, wirkt sich dies positiv auf die gesamte Entwicklung der Babys aus: Sie zeigten einen regelmäßigen Schlaf-Wach-Rhythmus, eine

ausgeglichene, fröhliche Stimmung und waren seltener krank.

Dem Kinderpsychologen Dr. Koch ging es vor allem darum, die Kinder „in ihrer Gesamtheit zu entfalten, ihre Sinne, ihre Verhaltensweisen, das Sammeln von Lebenserfahrungen und vieles mehr". In den 70er Jahren interessierten sich die beiden deutschen Professoren Christa und Hans Ruppelt für die Erkenntnisse des Prager Kinderpsychologen. In Zusammenarbeit mit anderen Mitarbeitern entwickelten sie schließlich das Prager-Eltern-Kind-Programm.

Die Entwicklung vom Säugling zum Kleinkind

Da sich das PEKiP-Konzept am Entwicklungsstand Ihres Babys orientiert, werden in den folgenden Abschnitten zunächst die wichtigsten Phasen der frühkindlichen Entwicklung in aller Kürze dargestellt. Die passenden Spiele und Bewegungsanregungen dazu finden Sie ab Seite 79 beschrieben.

Das erste Lebenshalbjahr

Im **ersten Monat** liegt Ihr Neugeborenes meist noch wie im Mutterleib – in Beugehaltung mit angewinkelten Armen und Beinen (Fötuslage). In Bauchlage hebt Ihr Baby schon unbeholfen und ruckartig sein Köpfchen kurz an, um es auf die Seite zu drehen. Ihr Neugeborenes umfasst alles, was Sie ihm ins Händchen legen (Greifreflex). Verschiedene Gegenstände, die Sie Ihrem Kind im Abstand von etwa 25 Zentimetern vor Augen halten, kann es für einige Sekunden fixieren.

5 PEKiP

▶ Ein Neugeborenes zeigt einen deutlichen Greifreflex.

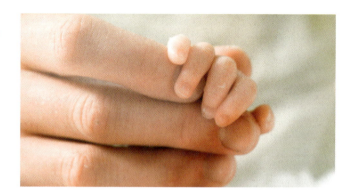

Info

Halten Sie Ihrem Baby einen Gegenstand hin, so scheint es danach zu schlagen. Dieses Schlagen zeigt, dass es die Entfernung noch nicht richtig abschätzen kann und das Sehen und Greifen noch nicht genau koordinieren kann.

Im Laufe des **zweiten Monats** streckt sich Ihr Kind in Bauchlage zunehmend und es beginnt, sich mit seinen Unterarmen abzustützen. Dabei hebt es den noch schweren Kopf etwas an und hält ihn leicht schwankend einige Sekunden lang hoch. Die Arme liegen noch angewinkelt neben dem Körper, wobei die Hände nicht mehr ständig zur Faust geballt, sondern immer häufiger leicht geöffnet sind.

Während des **dritten Monats** streckt Ihr Kind seinen Körper immer mehr und spreizt dabei häufig die Beine. In Bauchlage stützt es sich schon recht sicher auf die Unterarme. Für ein paar Minuten kann das Köpfchen jetzt schon oben gehalten werden. Aus der Seitenlage rollt sich Ihr Baby allein auf den Rücken und in dieser Position beginnt es mit sicht-

▶ Der Kopf kann nur einige Sekunden hochgehalten werden.

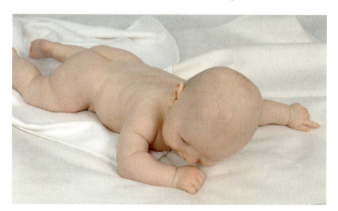

In großen Schritten

GUT ZU WISSEN

Jedes Kind entwickelt sich in seinem eigenen Tempo

Die Entwicklung vom Säugling zum Kleinkind verläuft zwar in einer bestimmten Reihenfolge, doch die Geschwindigkeit, mit der die einzelnen Entwicklungsstufen erreicht und gemeistert werden, bestimmt jedes Kind selbst. Es gibt unter Babys „Frühstarter" wie „Spätzünder" – zwischen diesen Extremen liegt eine große Bandbreite an zeitlichen Möglichkeiten, in denen sich die kindlichen Reifungs- und Lernprozesse abspielen. Vergleiche mit anderen gleichaltrigen Kindern sind daher schwierig und dienen meist nur dem Ehrgeiz der Eltern.

Drängen Sie nicht Ihr Kind zu etwas, das es selbst noch nicht anstrebt. Jedes Kind hat sein eigenes Entwicklungstempo. Lassen Sie sich nicht durch Vergleiche mit anderen aus der Ruhe bringen. Die beste Voraussetzung für eine gute Entwicklung ist eine sichere Bindung zu den Eltern.

Allerdings sollten Sie sich auch nicht völlig sorglos über mögliche Defizite in der Entwicklung Ihres Kindes hinwegsetzen. Erfahrene PEKiP-Gruppenleiter(innen) erkennen, ob es sich um ein normal aktives, eher ruhiges oder ein lebhaftes Kind handelt und informieren die Eltern über die Vorteile der Vorsorgeuntersuchungen. Hier wird der Kinderarzt im ersten Lebensjahr besonders auf Zeichen einer Störung in der normalen Entwicklung achten.

---

licher Freude, seinen Körper zu entdecken: Es strampelt mit den Beinen und rudert mit den Armen, manche Kinder finden jetzt schon ihren Daumen.

Im Laufe des **vierten Monats** weicht die Beugehaltung allmählich der Streckung. Liegt Ihr Baby auf dem Bauch, stützt es sich stabil mit den Unterarmen ab, wobei der Kopf sicher und gut hochgehalten wird. Ihr Baby entdeckt jetzt auch immer bewusster seine eigenen Hände und Füße. Es spielt damit und saugt daran. Mit großem Interesse fixiert es Spielzeuge und erste Versuche werden unternommen, das Hingehaltene selbstständig zu ergreifen.

Jedes Ablutschen eines Gegenstands vermittelt Ihrem Kind wertvolle Sinnesreize über die Beschaffenheit der Dinge. Gegen Ende des vierten Monats bekommen einige Frühstarter auch schon die ersten beiden Zähne.

Info

Alles, was Ihr Kind nun in den Händen hält, wird betrachtet, bewegt und blitzschnell in den Mund gesteckt. Das Erforschen mit dem Mund ist sehr wichtig, denn der Tastsinn ist an den Lippen, der Zunge und in der Mundhöhle am stärksten ausgeprägt.

73

5 PEKiP

▶ Nun lernt Ihr Kind, zu greifen.

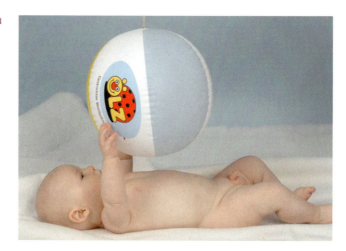

Die gestreckte Haltung dominiert im **fünften Monat**. In Rückenlage kann sich Ihr Baby relativ sicher auf beide Seiten und manchmal sogar schon in die Bauchlage drehen. Liegt Ihr Kind auf dem Rücken, versucht es oftmals schon, sein Köpfchen leicht anzuheben, um Gegenstände in seiner Umgebung besser sehen zu können. Beim Spielen mit einem Spielzeug ist Ihr Kind schon sehr konzentriert. Es schaut Gegenständen hinterher, wenn sie herunterfallen, und es greift nun mit beiden Händen nach einem hingehaltenen oder herunterhängenden Spielzeug. Das Hörvermögen hat sich während die-

▶ Babys nehmen alles in den Mund, um es genau zu erkunden.

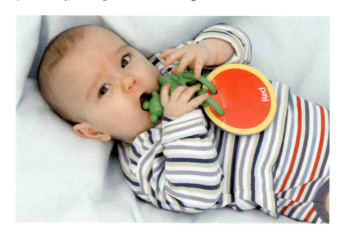

In großen Schritten

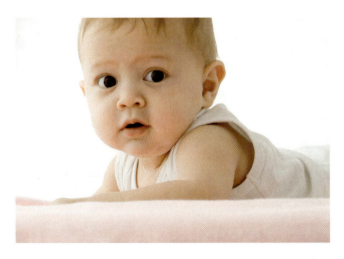

◀ Nun kann der Kopf schon deutlich länger gehalten werden.

ser Zeit ebenfalls weiter entwickelt, so dass Geräuschquellen immer zielgerichteter ausfindig gemacht werden.

Während des **sechsten Monats** wird Ihr Kind in seinen Bewegungen immer sicherer und in seinem Verhalten immer lebhafter: In Rückenlage kann es nun den Kopf gut anheben, und es dreht sich immer öfter selbstständig in die Bauchlage. Die Freude an seinem Körper ist übergroß: Es spielt sehr gerne mit seinen Händen und Füßen – und das am liebsten nackt.

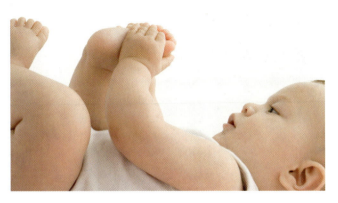

◀ Das beste Spielzeug sind die eigenen Hände und Füße.

75

5 PEKiP

ENTWICKLUNG

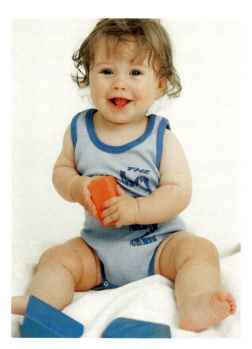

▲ Nun können schon zwei Gegenstände gegeneinandergeschlagen werden.

Info
Nun kann Ihr Baby Gegenstände in beiden Händen gleichzeitig halten und gegeneinander klopfen – ein interessantes Spiel, das alle Babys lieben.

Das zweite Lebenshalbjahr

Im **siebten und achten Monat** hat Ihr Baby bereits Vorlieben für eine Liegeposition entwickelt. Auch zeigt es Ihnen immer öfter, dass es hochgenommen werden will, indem es Ihnen seine Ärmchen entgegenstreckt. Wenn Sie Ihr Baby in den Stand hochziehen und halten, federt es mit wachsender Begeisterung auf und nieder. Die Fingerfertigkeit nimmt in dieser Zeit ebenfalls rasant zu: Finger und Daumen werden gegenübergestellt, es kann mit den Fingern nach etwas greifen und es festhalten. Selbst kleinste Gegenstände werden dann mit dem so genannten Pinzettengriff, also mit Daumen und Zeigefinger, gehalten und gezielt aufgenommen.

Während des **neunten und zehnten Monats** ist der Gleichgewichtssinn Ihres Kindes schon gut ausgeprägt, so dass es sich beim Sitzen zunehmend sicherer fühlt. Sobald das Krabbeln gut gelingt, kommt es zu ersten Stehversuchen. Allerdings schieben manche Babys vor dem Stehen und Laufen lernen noch eine interessante Krabbelvariante ein, die ihnen als Vorstufe zu beidem dient: Sie bewegen sich im so genannten Bärengang fort, das heißt mit gestreckten Armen und Beinen. Sobald die Muskelkontrolle bis hinunter zu den Knien und Füßen fortgeschritten ist, kann Ihr Kind sein ganzes Gewicht tragen, indem es breitbeinig auf den flachen Füßen steht, die Knie durchdrückt und noch leicht in den Hüftgelenken einknickt. Hat Ihr Kind diese Erfahrung gemacht, wird es sich immer öfter an Möbeln hochziehen und in eine stehende Position bringen.

In großen Schritten

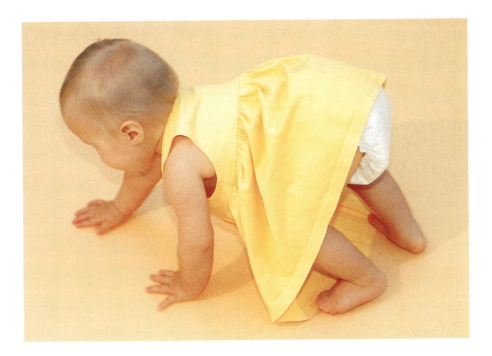

Um vom Krabbeln zum Stehen und dann zum Laufen zu kommen, braucht Ihr Kind viel Vertrauen in die eigenen Fähigkeiten. Ganz schnelle Babys schaffen das schon im **elften oder zwölften Monat**, etwas Vorsichtigere lassen sich dafür bis zu 18 Monaten Zeit. Ihr Baby zieht sich jetzt immer öfter an größeren Gegenständen hoch. Sobald es dann auf den eigenen Füßen steht, geht es los: Es wandert am Sofa entlang oder umrundet den Tisch – vorsichtshalber hält es sich dabei noch fest. Als Nächstes wird mit nach oben gehaltenen Armen die Balance gehalten, die Füße sind weit auseinandergestellt, um mehr Standfläche zu gewinnen.

Diese Phase des Laufenlernens kann mehrere Wochen dauern. Für Ihr Kind ist es ein wichtiger Moment, wenn es die ersten eigenen Schritte ohne Unterstützung schafft. Nun kann es ohne Sie auf Entdeckungsreise gehen.

▲ Es sieht sehr lustig aus, wenn ein Kind im Bärengang durch die Wohnung stapft.

Info

Mit jedem Hochziehen trainiert Ihr Baby seine kleinen Muskeln und seinen Gleichgewichtssinn – beides sind wichtige Voraussetzungen für das anschließende Laufenlernen.

77

5 PEKiP

ENTWICKLUNG

Guter Tipp

So lernt Ihr Kind gut sprechen

Für den Begründer des PEKiP-Konzepts, Dr. Jaroslav Koch, war es schon in den 60er Jahren wichtig, dass Eltern mit ihrem Baby von Anfang an viel sprechen – auch wenn es die Sprache noch gar nicht versteht oder aktiv beherrscht. Denn eine frühe sprachliche Förderung ist die beste Voraussetzung für das spätere Lernen. Damit Ihr Baby gut sprechen lernt, sollten Sie folgendes berücksichtigen:

- Sprechen Sie viel mit Ihrem Baby. Dessen Freude über den direkten Kontakt zu Ihnen kann keine CD oder DVD erzeugen.
- Sprechen Sie vom ersten Tag an richtiges Deutsch mit Ihrem Kind! Denn in Babysprache gelernte Wörter muss es später noch einmal lernen.
- Benutzen Sie beim Sprechen Schlüsselwörter! Denn bestimmte Wörter, die Sie immer wieder im entsprechenden Zusammenhang

benutzen, merkt sich Ihr Kind leichter. Wenn Sie beispielsweise mit Ihrem Kind einen Ball suchen, dann ist es wichtig, das Schlüsselwort „Ball" in die Sätze einzubauen, also: „Wo ist denn der Ball?" anstatt „Wo ist er denn?"

- Sprechen Sie mit Ihrem Kind von Dingen, die es sehen kann! Wenn es sieht, wovon Sie sprechen, kann es auch leichter eine gedankliche Verbindung zwischen dem Gegenstand und dem Schlüsselwort herstellen.
- Ein wenig Übertreibung hilft beim Sprechenlernen! Ihr Kind wird Sie viel besser verstehen, wenn Sie mit einer deutlichen Geste auf die Dinge zeige, von denen Sie reden oder die es holen soll. Wenn Sie die Geste auch noch in einem etwas übertriebenen Tonfall mischen, fesseln Sie garantiert seine Aufmerksamkeit.

PEKiP: Ihr Kurs für zu Hause!

Ab der vierten bis sechsten Lebenswoche können Sie die spielerischen Bewegungsanregungen der PEKiP-Kurse mit Ihrem Baby machen.

Wenn Sie einen Kurs besuchen, treffen Sie sich während des ersten Lebensjahres regelmäßig einmal pro Woche für je-

In großen Schritten ▶

weils anderthalb Stunden mit etwa sechs bis acht Erwachsenen plus altersgleichen Babys. Das Treffen findet in einem warmen Raum statt, in dem Matten auf dem Boden liegen. Die für manche Eltern oft schweißtreibende Raumtemperatur ist deshalb notwendig, weil die Babys nackt sind. Genau diese Bedingungen braucht Ihr Baby auch, wenn Sie mit ihm in den eigenen vier Wänden spielen wollen, das heißt

▌ Ihr Baby ist unbekleidet, wobei Sie als Vorsichtsmaßnahme eine Windel unterlegen können;

▌ Das Spielen findet auf dem Boden statt - die Matratze der Wickelkommode, ein großes, weiches Handtuch oder eine Decke dient als Unterlage;

▌ Die Raumtemperatur beträgt mindestens 24 bis 27 °C (gegebenenfalls mit einem Heizstrahler nachhelfen).

Bei jedem Treffen zeigt der oder die Gruppenleiter(in) den Eltern bestimmte Anregungen, die dem jeweiligen Entwicklungsstand der Kinder entsprechen. Eine Auswahl der wichtigsten Bewegungs- und Spielanregungen finden Sie im Folgenden beschrieben.

Spielende Bewegungen

Im Gegensatz zur Babygymnastik (siehe Seite 57) wird Ihr Kind bei den PEKiP-Übungen nicht ausschließlich passiv bewegt, sondern durch viele kleine Impulse dazu angeregt, selbst aktiv zu werden. Das unterstützt seine motorischen Fähigkeiten und stärkt von Anfang an sein Selbstbewusstsein.

Bewegungsspiele für das erste Halbjahr
Bewegung des Kopfes: Ihr Baby liegt auf dem Rücken nackt vor Ihnen, und Sie sitzen bequem neben ihm.

① Reichen Sie Ihrem Kind Ihre Zeigefinger – es wird sie sofort festhalten. Wenn Sie dies spüren, bewegen Sie Ihre Hände ganz langsam und vorsichtig zur Seite. Schaut Ihr Baby dabei gerade nach rechts, führen Sie die Finger erst in diese Richtung, danach nach links.

Tipp

Die Bewegungsanregungen aus dem PEKiP können Sie zu Hause allein mit Ihrem Baby, gemeinsam mit einer anderen Mutter und deren Kind oder in einer PEKiP-Gruppe durchführen.

79

5 PEKiP

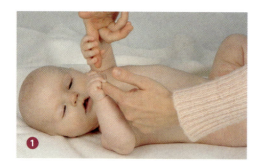

Bei diesem Spiel wird Ihr Kind mit Blicken und Kopfbewegungen Ihren und seinen Händen folgen und seinen Kopf dadurch selbstständig drehen.

Wichtig ist, dass Ihr Kind wirklich nur Ihre Zeigefinger festhält. Halten Sie es daher nicht an seinen Handgelenken fest.

Drehung des Körpers: Bei den folgenden beiden Anregungen geht es nicht darum, dass Ihr Baby sich willentlich vom Rücken auf den Bauch und umgekehrt dreht. Denn dies kann es erst im zweiten Halbjahr (siehe Seite 75). Es spürt dabei aber die Bewegung, die dorthin führt – eine Anregung, die für sein späteres selbstständiges Aktivsein hilfreich ist.

❷ Umfassen Sie einen seiner Oberschenkel, und zwar so, dass Ihr Daumen die Rückseite des Oberschenkels umfasst und Ihre übrigen Finger die Vorderseite. Schaut Ihr

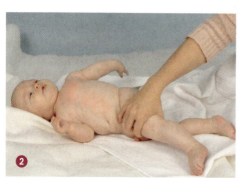

Kind dabei nach links, umfassen Sie das rechte Bein, schaut es nach rechts, nehmen Sie das linke. Danach führen Sie das jeweils umfasste Bein langsam über das andere Bein, so dass Ihr Baby sich auf den Bauch dreht. Bleibt dabei das Ärmchen, über das der Körper Ihres Babys gerollt ist, eingeklemmt, warten Sie zunächst kurz ab. Manchmal zieht es Ihr Baby aus eigener Kraft unter dem Körper hervor. Wenn nicht, streichen Sie mit der flachen Hand von seinem Hinterkopf bis zum Po – durch diese sanfte Anregung wird Ihr Baby den Arm befreien. Klappt auch das nicht, müssen Sie ein wenig nachhelfen und das Ärmchen sanft herausziehen.

❸ Sie unterstützen Ihr Baby beim Liegen auf dem Bauch, indem Sie in den ersten Lebensmonaten sich bequem daneben lang ausstrecken und Ihren Unterarm zwischen die

In großen Schritten

Brust und den Unterarmen Ihres Kindes legen. Dabei kommentieren Sie seine aktiven Bemühungen, den Kopf zu halten und im Raum umher zu schauen. Wenn sich Ihr Baby im zweiten Halbjahr schon sicher auf die eigenen Unterarme stützt, legen Sie sich vor Ihr Kind und bieten ihm Greifspielzeug an. Wichtig ist, dass Sie für das Baby nachvollziehbar das Spielzeug mal in Augenhöhe und auch mal in Reichweite auf dem Boden anbieten. So fördern Sie eine sichere Bauchlage.

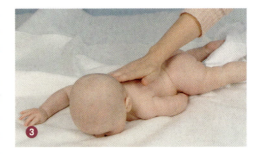

Ballspiele: Für das anschließende Bewegungsspiel brauchen Sie einen bunten Wasserball, an den Sie eine 15 Zentimeter lange Schnur befestigen. So können Sie ihn besser halten, wenn Ihr Baby damit spielt.

❹ Halten Sie den Ball an die Fußsohlen Ihres Kindes. Es wird nun anfangen, lebhaft zu strampeln und gegen den Ball zu treten.

❺ Nun halten Sie den Ball über die Brust Ihres Kindes, nicht über sein Gesicht, denn der große Ball würde ihm Angst machen. Anfangs wird es den Ball eher zufällig berühren. Ab dem vierten Monat etwa schlägt es mit den Händen danach. Und noch etwas später ertastet es den Ball vorsichtig und versucht, ihn zu umfassen. Im fünften oder sechsten Monat schließlich greift Ihr Baby zielsicher den Ball mit den Händen und wird dabei sogar die Füße zur Hilfe nehmen.

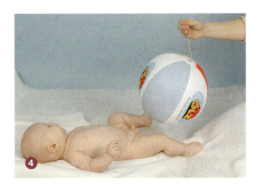

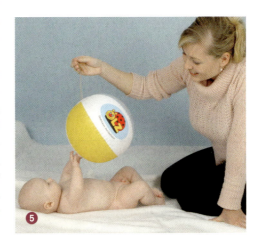

81

5 PEKiP

Spiele für Bauch und Rücken: Mit etwa sechs Monaten entdeckt Ihr Baby seine nackten Füßchen als Spielzeuge. Auch dieses Spielen ist mit einem Entwicklungsschritt verbunden, denn dabei dehnt es seine Lendenwirbelsäule und trainiert seine Bauchmuskeln, was wiederum für das spätere Sitzen wichtig ist. Wenn Sie Ihrem Kind einen bunten Becher oder eine farbige Kindersocke über sein Füßchen stülpen, wird es dazu angeregt, sich den Becher oder die Socke vom Fuß zu ziehen, um den interessanten Gegenstand genau zu untersuchen.

Spielanregungen für das zweite Halbjahr

Zwei Spiele für die Hände: Nun verfeinert Ihr Kind die Bewegungen seiner Hände und Finger. Außerdem wird es langsam mobil. Beides können Sie mit den folgenden Spielen gut unterstützen:

▼ Die eigenen Füße – ein tolles Spielzeug!

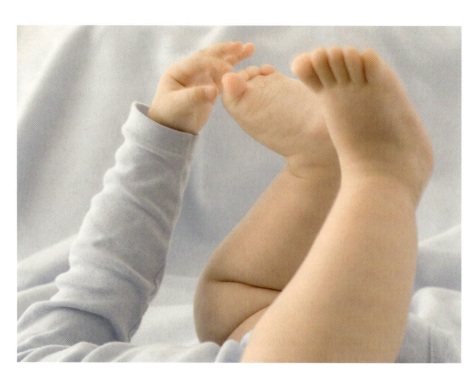

In großen Schritten

- Für dieses Spiel braucht Ihr Kind verschiedene Gegenstände wie beispielsweise einen Plastiklöffel, einen Tennisball oder ein Stofftier. Ihr Kind liegt, sitzt oder steht vor Ihnen – je nachdem, was es schon sicher kann. Bieten Sie Ihrem Kind den Löffel mal waagrecht und mal senkrecht an. Es wird nach dem Löffel greifen und dabei lernen, seine Hand schon vorher entsprechend auszurichten.
- Nun brauchen Sie zwei gleiche Gegenstände wie beispielsweise zwei Tischtennisbälle, zwei Holzklötzchen oder Ähnliches. Ihr Kind liegt auf dem Rücken und Sie halten in jeder Hand ein Holzklötzchen. Ihr Baby greift nach beiden Gegenständen, wobei es anfangs vermutlich den ersten wieder fallen lässt. Reichen Sie ihm diesen Gegenstand erneut. Nach einer Weile weiß Ihr Kind, dass es den ersten Gegenstand nicht loslassen muss, wenn es noch einen zweiten bekommt.

Info

Wenn Ihr Kind in jeder Hand einen Gegenstand halten kann, ist ein großer Schritt im Babyleben getan: Ihr Kind kann sich auf beide Hände gleichzeitig konzentrieren!

Krabbeln will gelernt sein:

- Ihr Baby liegt jetzt auf dem Bauch und Sie sitzen oder knien vor ihm. Zeigen Sie ihm ein Spielzeug, zuerst in Höhe seines Köpfchens. Nach einer Weile bewegen Sie das Spielzeug ein wenig nach oben. Ihr Kind versucht in Bauchlage nach dem Spielzeug zu greifen. Das ist gar nicht so einfach, denn es muss sein Gewicht auf einem Unterarm, und je höher das Spielzeug sogar auf einer Hand halten, damit es den anderen Arm gleichzeitig nach oben ausstrecken kann. Dieses Greifen nach oben ist eine wichtige Vorbereitung fürs Krabbeln.

Info

Ihr Kind arbeitet nun daran, endlich aus eigener Kraft ein Stück in die gewünschte Richtung zu kommen.

Spiele mit engem Körperkontakt:

- Wenn Ihr Baby schon krabbeln kann, ist nichts aufregender als auf allen vieren Ihren Körper zu erkunden: Legen Sie sich einfach auf den Boden (mal auf den Bauch, mal auf den Rücken) und Sie werden sehen, wie schnell Ihr Kind neugierig auf Sie zu krabbelt, das „Hindernis" erklettert und mit großem Vergnügen auf Ihnen herumturnt.

5 PEKiP

ENTWICKLUNG

Auch das selbstständige Hochziehen und auf die Füße kommen, kann gefahrlos und mit viel Körperkontakt gelernt werden, wenn Sie sich dazu einfach auf den Boden setzen. Dies allein reicht Ihrem Krabbelkind als Aufforderung, sich an Ihnen hochzuziehen und in den Stand zu kommen.

Tipp
Suchen Sie sich für jeden Tag ein PEKiP-Spiel aus.

Im Gleichgewicht bleiben: Sobald Ihr Baby sicher steht und sich nur noch mit einer Hand an Möbeln entlang bewegt, können Sie ihm zeigen, wie es alleine in die Hocke kommt, ohne das Gleichgewicht zu verlieren: Zeigen Sie Ihrem Kind ein Spielzeug, das sie vor seinen Füßchen auf einen Schuhkarton legen. Um das Spielzeug zu erreichen, muss es in die Knie gehen, sich nach vorne beugen und dabei die Balance halten. Hat Ihr Kind diesen Balanceakt sicher gemeistert, legen Sie das Spielzeug auf den Boden – jetzt muss sich Ihr Liebling etwas tiefer bücken, um an das Objekt seiner Begierde zu kommen.

Info
Babys brauchen keine Gehfrei-Geräte. Sie prägen sich damit falsche Bewegungsmuster ein.

Sicher stehen und spielen: Für diese Anregung brauchen Sie wieder den Wasserball, an dem eine Schnur befestigt ist. Ihr Baby steht und hält sich an einem Tisch oder Stuhl fest. Zeigen Sie ihm den Ball, den Sie seitlich an einen seiner Füße legen. Zuerst an den rechten, dann an den linken Fuß. Anfangs wird Ihr Kind noch etwas unsicher und eher zufällig, später sicher und bewusst gegen den Ball treten, ohne das Gleichgewicht zu verlieren.

In großen Schritten

KURS-INFO

Alles über PEKiP-Kurse auf einen Blick

Alter:	Für Babys ab der vierten bis sechsten Lebenswoche
Wo?	Bei Familienbildungsstätten und -zentren, Hebammen- praxen, Elternschulen, Vereinen
Kosten:	Zwischen 5 und 10 Euro pro Treffen (90 Minuten)
Inhalte/Ziele:	Eltern lernen, die Bedürfnisse ihres Babys wahrzunehmen sowie seine Entwicklung zu begleiten und zu fördern. Die Kurse dienen auch dem Erfahrungsaustausch und Kontakt zu anderen Eltern. Babys schließen erste Freundschaften mit anderen Babys. Die Kurse enden, wenn die Kinder selbstständig laufen.
Weitere Informationen:	www.pekip.de

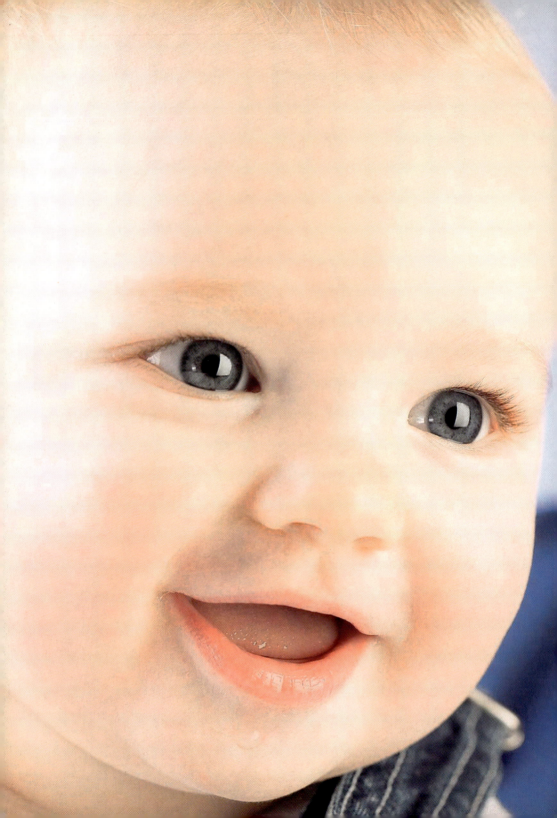

6

Mit Musik geht alles besser

„Wenn Musik gemacht wird, geschieht im Gehirn eine Menge. Schon bei Schulanfängern lassen sich deutliche Intelligenzunterschiede zwischen musizierenden und nicht musizierenden Kindern messen, vermutlich, weil das Spielen eines Instruments eine extrem dichte Informationsverarbeitung verlangt."

(aus ELTERN zum Thema „Musikgarten")

6 Mit Musik geht alles besser

MUSIK

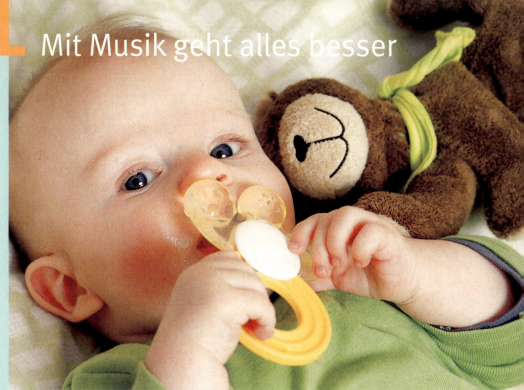

Hör mal, Baby!

Info

Keine Sprache der Welt ist so universell wie die der Musik. Töne, Klänge und Melodien sprechen den ganzen Menschen an und beeinflussen Körper, Geist und Seele.

Im Laufe des ersten Lebensjahres entwickelt sich auch der Gehörsinn Ihres Kindes immer besser. Bei den unterschiedlichsten Geräuschen horcht es auf. Seine Aufmerksamkeit für leise Töne und sanfte Stimmen wird mit jedem Tag mehr geweckt. Dieses wachsende Hörvermögen können Sie bei Ihrem Kind auf einfachste Art fördern: Durch das Hören schöner Musik von einer CD, beim Spielen eines Instruments oder beim Vorsingen eines Liedchens: Alle Kinder lieben Musik – auch schon die Allerkleinsten.

Schon im Mutterleib reagieren Babys auf akustische Reize und erwerben sich bereits vielfältige Wahrnehmungsmuster. Kaum auf der Welt, lassen sie sich von sanften Rhythmen beruhigen und später bewegen sie sich mit Begeisterung, wenn es etwas Schönes zu hören gibt: Sie strampeln, hüpfen, klatschen, schaukeln oder tanzen zur Musik. Und natürlich will Ihr Kind gegen Ende des ersten Lebensjahrs zunehmend gerne selbst „musizieren": Auf Töpfe schlagen, mit der Bonbondose rasseln und Laute brabbeln – Erwachsene nennen das gern Krach. Für Ihr Kind ist es Musik, Gesang und ein wichtiger Entwicklungsschritt. Immerhin sind die Töne selbst produziert und die Musikstücke selbst komponiert! Deshalb: Ganz gleich, ob Kochtopf, Kinderrassel oder Klavier – der frühe Umgang mit Musik ist bereits für Babys ein Wohlgenuss, der zudem noch seine gesamte Entwicklung auf spielerische Weise unterstützt.

Gemeinsam singen und musizieren

Von ihrer Entdeckerfreude geleitet, hören Babys genau hin: Eine tickende Uhr, das leise klirrende Windspiel im Kinderzimmer oder die wohl vertrauten Stimmen der Eltern. Kinder sind von Anfang an offen für alles Klingende. Diese Möglichkeit macht sich ein musikpädagogisches Konzept zunutze, das sich „Musikgarten" nennt.

Durch musikalische Kinderspiele, Tänze und durch das gemeinsame Singen können die Kinder zusammen mit ihren Eltern ohne Leistungserwartungen die eigene Stimme und ihren Körper entdecken und vor allem Freude daran haben.

Die wohltuenden Wirkungen der Musik

Forscher haben bei Kindergarten-Kindern untersucht, was beim Musikhören und Musizieren im Gehirn passiert. Ein großer Vorteil der Musik scheint zu sein, dass sie beide Hälften des Gehirns anregt: die linke, eher logisch-abstrakte, und die rechte, die Klänge und Gefühle verarbeitet und verbindet.

Info

Im Musikgarten werden bereits Kinder ab dem Säuglingsalter und deren Eltern an die Welt der Klänge und Töne herangeführt und später dann zum gemeinsamen Musizieren anregt.

6. Mit Musik geht alles besser

MUSIK

> **Wichtig**
> Der Sinnesreiz Musik intensiviert das Zusammenspiel beider Gehirnhälften.

Bei kleinen Musikanten verstärken die Impulse, die beim Spielen von den Fingerbewegungen ausgehen, die Vernetzung von Nervenzellen in den Gehirnarealen, die die Fingermotorik steuern. Entsprechend sind diese Kinder feinmotorisch meist geschickter als ihre Altersgenossen, die kein Instrument spielen.

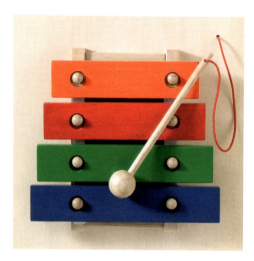

▲ Gerne macht Ihr Kind selber schon Musik, auch wenn es für Sie vielleicht nicht immer ganz harmonisch klingt.

Egal, ob beim passiven Zuhören oder aktiven Musizieren, Kinder haben Spaß an der Musik. Und dass diese frühen musikalischen Erfahrungen auch noch so vielfältige Wirkungen auslösen, ist ein positiver Nebeneffekt. Damit schon das Gehirn der Kleinsten musikalisch stimuliert wird, wurde das ursprüngliche Musikgarten-Konzept, das zunächst nur für Kindergarten-Kinder gedacht war, erweitert: seit einiger Zeit gibt es auch Kurse, die schon für Babys ab dem sechsten Lebensmonat gedacht sind.

Wir machen Musik: Ihr Kurs für zu Hause

Sie brauchen nicht gleich einen Musikgarten-Kurs zu besuchen, damit Ihr Kind musikalisch wird. Es genügt, wenn Sie zu Hause für musikalische Momente sorgen und dabei auf die Entwicklung sowie die Signale Ihres Kindes achten:

- Singen Sie mit Ihrem Kind – und lassen Sie es später ungestört singen. Egal, ob sein Gesang schräg tönt, Ihr Kleines die Melodien durcheinander bringt oder Fantasielieder singt. Hauptsache, Ihr Kind hat Spaß dabei.
- Probieren Sie mit Ihrem Kind Finger- und Bewegungsspiele aus. Schon Babys lieben den Rhythmus dieser

Spiele und die Handlungen, die damit einhergehen (Beispiele dafür finden Sie auf Seite 93).

- Tanzen ist eine Art, Musik zu erleben und alle Kinder lieben es. Denn sie wollen Gehörtes mit ihrem ganzen Körper ausdrücken. Schon Babys mögen es, wenn Mama oder Papa mit ihnen auf dem Arm tanzt. Und ganz nebenbei kommen auch Sie dadurch in Schwung.
- Eine Rassel, ein Knisterkissen, ein Schellenband oder ein Ball mit Glöckchen machen kleine Babys glücklich. Größere Kinder haben Spaß mit Pfeifen, Brummkreiseln, Klangstäben, simplen Flöten oder einem Glockenspiel. Begehrt sind auch Töpfe und Plastikschüsseln zum Trommeln.

▲ Viele Gegenstände produzieren interessante Töne.

Hören, Singen und Erleben

Auch wenn die Melodien beim Abspielen einer Spieluhr oder CD so schön klingen: Ihr Baby liebt es ganz besonders, wenn es Ihre Stimme hört. Ob ein beruhigendes Wiegenlied, ein lustiges Kinderlied oder beim Sprechgesang der Fingerspiele – zögern Sie nicht, Ihre Stimme zu erheben!

Doppelten Spaß macht es, wenn Sie beim Singen ein wenig übertreiben und bei den Singspielen noch die passenden Bewegungen dazu ausführen – das kann keine Spieluhr oder CD vermitteln.

Nutzen Sie jede Gelegenheit, Ihrem Kind etwas vorzusingen. Variieren Sie die Tonhöhe, setzen Sie Akzente und artikulieren Sie deutlich – dies alles schafft eine akustische Verbindung zwischen Ihnen und Ihrem Kind, die es stark anregt. Über das Hören nimmt Ihr Kind Unmengen von Informationen auf. Diese stimuliert sein Gehirn sich zu entwickeln und auch physische Fähigkeiten wie z.B. sitzen, krabbeln, auf Bauch und Rücken drehen und laufen zu erlangen.

Wichtig

Ihrem Baby ist es völlig egal, ob die Tonlage stimmt oder das Lied schief klingt – Hauptsache es hört Ihre Stimme.

6 Mit Musik geht alles besser

Schlaf gut, Baby!

In ruhiger Umgebung kuscheln, schaukeln oder erzählen – alle Kinder lieben es, mit kleinen, vertrauten Handlungen ins Reich der Träume versetzt zu werden. Achten Sie dabei vor allem auf Beständigkeit. Gerade für die Kleinen, die beim Einschlafen Probleme haben, ist eine bestimmte Schlummerzeit sinnvoll. Lassen Sie sich nicht dazu verleiten, das Einschlaf-Ritual endlos auszudehnen – 10 bis 15 Minuten reichen völlig aus.

Wenn Sie auf die ersten Anzeichen von Müdigkeit achten, dann sind keine zeitaufwändigen und nervenaufreibenden Einschlafrituale nötig. Gesunde Babys sind durchaus in der Lage, ohne Hilfe und alleine einzuschlafen. Helfen Sie Ihrem Kind beim Einschlafen nur mit solchen Ritualen, die Sie auch langfristig noch ausführen wollen. Dazu einige Anregungen:

- Beschließen Sie abends das Körperpflege-Ritual immer mit dem Zähneputzen.
- Ziehen Sie Ihrem Baby einen Schlafsack vor dem Zubettgehen an – bald weiß es, wenn der Schlafsack kommt, ist Schlafen angesagt.
- Sorgen Sie für gedämpftes Licht und eine ruhige Umgebung.
- Danach singen Sie jeden Abend entweder das gleiche Gute-Nacht-Lied oder ziehen die Spieluhr auf.
- Anschließend gibt´s noch ein Küsschen – und fertig!

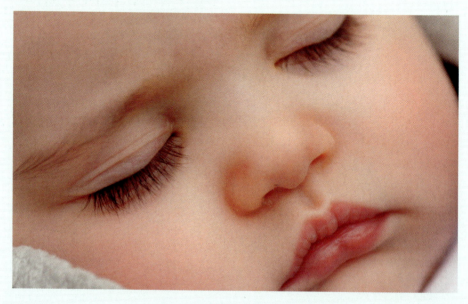

Das Schlaflied

Das allabendlich gesungene Schlaflied gehört zu den besten Einschlafritualen überhaupt, denn nichts wirkt so wohlig beruhigend wie eine schöne Melodie und Ihre Stimme. Hier ein Vorschlag:

*La Le Lu
Nur der Mann im Mond schaut zu,
wenn die kleinen Kinder schlafen,
drum schlaf auch du.*

*La Le Lu
Tausend Sterne schau'n uns zu,
führen uns ins Reich der Träume,
so schlaf auch du.*

*La Le Lu
Schließe Deine Augen zu,
ja, sie sind bestimmt auch müde,
geh'n jetzt zur Ruh'.*

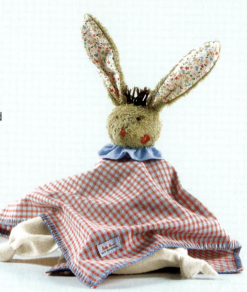

Treue Begleiter bis zum Morgen

Zu-Bett-Gehen heißt auch Abschied von den Eltern nehmen. Erleichtern Sie Ihrem Baby die Trennung mit einem kleinen süßen Teddy, einem kuschelweichen Püppchen oder einem Schmusetuch, das nach Ihnen duftet. Da der Geruchssinn bei Babys schon bestens entwickelt ist, hilft diese nach Ihnen duftende Einschlafhilfe besonders gut. Nächtigen Sie einfach selbst zuvor ein paar Mal auf dem Schmusetuch.

6 Mit Musik geht alles besser

MUSIK

Schläfst du noch?

Ganz gleich, ob Ihr Baby noch ganz klein oder schon größer ist – einen schönen Start in den Tag lieben alle Kinder. Um Stress und Hektik zu vermeiden ist es sinnvoll, den Tag rechtzeitig zu beginnen. So bleibt beispielsweise noch genügend Zeit, um mit Ihrem Baby gemeinsam im Ehebett zu schmusen. Sobald Ihr Kind wach ist, wird es begeistert sein, wenn Sie es jedes Mal mit einem freudigen „Guten Morgen, Sonnenschein!" begrüßen.

Tipp

Auch für Ihr Baby ist ein schöner Start in den Tag wichtig. Vermeiden Sie Stress und Hektik und stehen Sie lieber etwas früher auf.

Wenn Sie Ihr Kind mal wecken müssen – mit einem schönen Liedchen fällt das Aufwachen viel leichter. Bei folgendem Liedchen können Sie einige musikalische Hilfsmittel einsetzen wie Glöckchen, zwei Holzstäbe, die Sie aneinander schlagen (Tick-Tick-Tack) sowie den brummenden Teddy. Die Melodie kennen Sie bestimmt: Es ist der Kanon „Bruder Jakob", wobei Sie den Namen Ihres Kindes einsetzen.

Kleine(r) ......, Kleine(r) ......, schläfst Du noch?
Schläfst Du noch?
Hörst Du nicht die Glöckchen? Hörst Du nicht die Glöckchen?
Bim – bim – bam, bim – bim – Bam.

Kleine(r) ......, Kleine(r) ......, schläfst Du noch?
Schläfst Du noch?
Hörst Du nicht den Wecker? Hörst Du nicht den Wecker?
Tick – tick – tack, tick – tick – tack.

Kleine(r) ......, Kleine(r) ......, schläfst Du noch?
Schläfst Du noch?
Hörst Du nicht den Teddy? Hörst Du nicht den Teddy?
Brumm – brumm – brumm, Brumm – brumm – brumm.

Hör mal, Baby!

Klang-Spaziergang

Gehen Sie mit Ihrem Baby auf dem Arm durch die Wohnung und bringen Sie verschiedene Dinge zum Tönen: ein Windspiel, eine Spieluhr, einen tickenden Wecker, den Holzlöffel auf dem Kochtopf. Rasseln Sie mit der Knopfschachtel oder mit der Kaffeebohnen-Dose. Kleine Kinder haben ihre helle Freude an solchen Klang-Spaziergängen und sind dabei ganz Ohr.

Kuckuck

Das Kuckuck-Lied zählt zu einem der schönsten Kinderlieder überhaupt. Seine variantenreiche Melodie ist nicht nur ein Hörgenuss für Ihr Kind, sie drückt auch überschwängliche Freude und Fröhlichkeit aus - und genau das wird Ihr Baby spüren, wenn Sie ihm dieses Liedchen vorsingen.

Tipp
Sie können auf der Melodie des „Kuckucks" auch den Namen Ihres Kindes rufen.

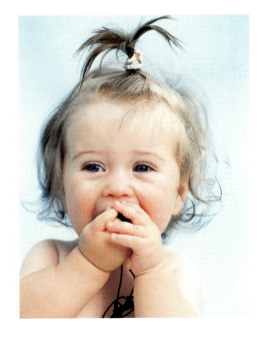

Kuckuck! Kuckuck!
Ruft's aus dem Wald.
Lasset uns singen
Tanzen und springen!
Frühling, Frühling
Wird es nun bald!
Kuckuck! Kuckuck!
Läßt nicht sein Schrei'n.
Kommt in die Felder,
Wiesen und Wälder!
Frühling, Frühling,
Stelle dich ein!
Kuckuck! Kuckuck!
Trefflicher Held!
Was du gesungen,
Ist dir gelungen:
Winter, Winter
Räumet das Feld!

6 Mit Musik geht alles besser

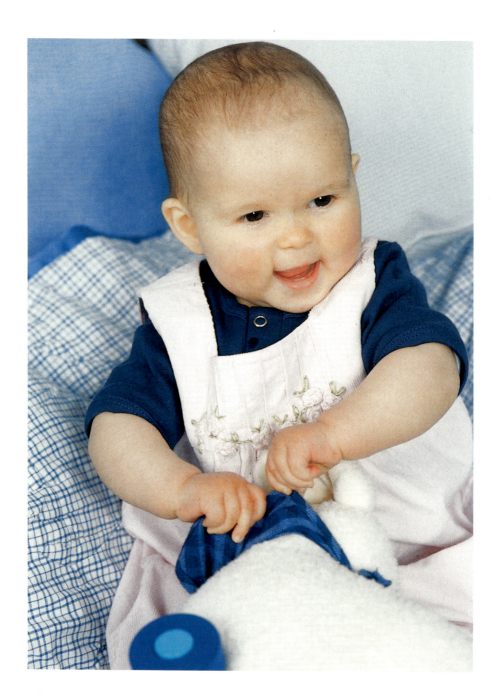

Hör mal, Baby!

KURS-INFO

Alles über Musikgarten-Kurse auf einen Blick

Alter:	Für Babys ab 6/12/18 Monaten (je nach Anbieter). Die Angebote für die Kleinsten laufen auch unter Namen wie beispielsweise „Musikzwerge" oder „Musikwichtel".
Wo?	In öffentlichen Musikschulen und bei manchen Volkshochschulen
Kosten:	Je nach Musikschule zwischen 150 und 350 Euro im Jahr; bei Volkshochschulen etwa 30 Euro pro Kurs
Inhalte/Ziele:	Die ganzheitliche Entwicklung der Kinder wird unterstützt. Das gemeinsame Singen und Musizieren von Eltern und Kindern wird gefördert. Die Kurse fördern die Hörwahrnehmung und den Sinn für melodische und rhythmische Abläufe (auch durch Tanz- und Bewegungsspiele)
Weitere Informationen:	www.musikgarten.info

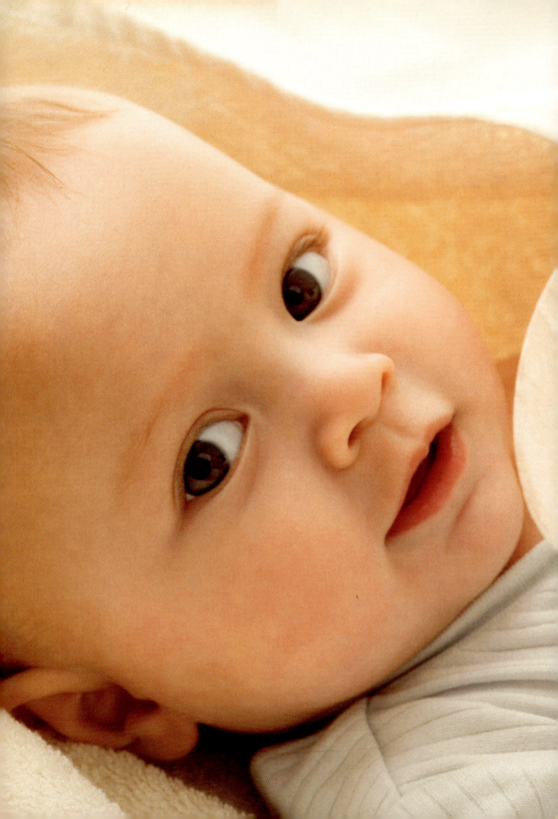

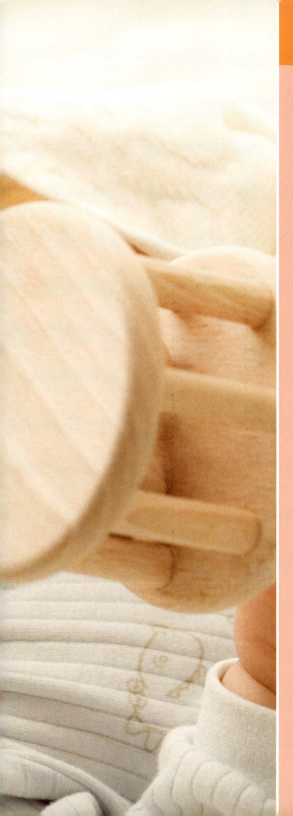

7

Spiele und Spielzeuge fördern die Entwicklung

Mit Mutter, Vater oder auch mal ganz allein: Wenn Kinder spielen, folgen sie instinktiv ihrem inneren Spieltrieb. Sie beschäftigen sich mit einer Sache, weil sie fasziniert davon sind, ihre Welt erobern sowie alle ihre Sinne und Fähigkeiten trainieren wollen.

7 Spiele fördern die Entwicklung

SPIELE

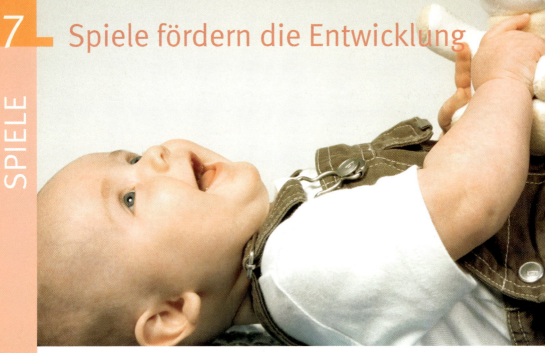

Alle Sinne auf Empfang

Info

Jedes Spiel und jedes Spielzeug regt seine Sinnesorgane an und setzt gleichzeitig wichtige Lernprozesse in Gang.

Kinder spielen nicht, um sich die Zeit zu vertreiben – das tun nur wir Erwachsene. Kinder spielen, weil sie lernen wollen. Dafür sind sie von der Natur mit einer gehörigen Portion Neugier ausgestattet und mit ihren fünf Sinnen: Durch sehen und hören, tasten und fühlen, schmecken und riechen erfassen Babys ihre Welt und lernen dabei, sie zu verstehen.

Gerade im ersten Jahr erlebt Ihr Baby einen gewaltigen Entwicklungsschub, an dessen Ende es auf eigenen Füßen steht, seine ersten Worte spricht und die Dinge seiner Umgebung durch eigene Sinneserfahrungen erlebt – all das geschieht durch Handeln, Üben, Erfahren und Lernen, kurzum durch Spielen.

Alle Sinne auf Empfang

Ein Baby, das sein Mobile oder die Puppe in Mamas Hand mit den Augen verfolgt, dazu mit Armen und Beinen strampelt und fröhlich kräht, spielt. Und es bereitet sich dabei auf seinen nächsten Entwicklungsschritt vor. Spätestens ab dem dritten Monat erforscht es alles in seiner Umgebung mit bewundernswerter Konzentration und unermüdlicher Ausdauer. Deshalb wird aus dem scheinbar ungesteuerten Strampeln bald ein gezieltes Treten und Greifen. Danach werden begehrte Objekte fest ins Auge gefasst und alles darangesetzt, diese zu erreichen.

Für Ihr Kind ist Spielen also eine ernste Angelegenheit, wobei Babys – und auch ältere Kinder – keinen Unterschied zwischen Lernen und Spielen machen. Lernen funktioniert ohnehin am besten, wenn es Spaß macht. Ganz gleich, ob beim lustigen gemeinsamen Spiel oder bei der selbstständigen Beschäftigung mit einem Spielzeug: Je interessanter die Situationen und Dinge sind, die Ihr Baby hören und erleben, anschauen und anfassen, in den Mund stecken und auseinandernehmen kann, desto aufregender und verlockender wird seine kleine Welt. Sie können also einiges dafür tun, damit Ihr Liebling alles spielend begreift. Zeit zum Spielen und schöne Spielzeuge sind dafür die besten Entwicklungshelfer.

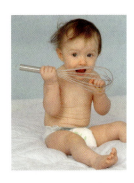

▼ Alltagsgegenstände eignen sich besonders gut zum Spielen.

So lernt Ihr Kind spielend

Zu allen Zeiten und in allen Kulturen lernen Kinder durch Spielen ständig Neues.

Kinder lieben alles, was ihre Sinnes- und Bewegungsorgane anregt. Sie lernen dabei neue Bewegungsmuster, gedankliche Verbindungen zu knüpfen, den Sinn einzelner Worte zu verstehen und später selbst ihre ersten Worte zu sprechen. Gerade beim Sprechenlernen haben Wissenschaftler festgestellt, dass dies optimal gefördert werden kann, wenn

7 Spiele fördern die Entwicklung

SPIELE

Info
Viele Spiele und einiges an Spielmaterial, ob Babyrassel, Ball oder Puppe, haben eine lange Tradition, sind aber bis heute sinnvoll und immer wieder schön.

Wichtig
Nicht die Menge an Spielsachen fördert die Entwicklung Ihres Kindes, sondern vielmehr eine gezielte Auswahl.

Info
Ihr Baby kann von Anfang an vertraute von fremden Stimmen unterscheiden und lässt sich deshalb am liebsten von Mama oder Papa etwas vorsingen.

beide Hälften des Gehirns aktiv arbeiten: Beim reinen Zuhören und Nachsprechen ist die linke Hirnhälfte aktiv; die rechte wird zusätzlich gebraucht, wenn das Sprechen mit Bewegungen und sinnlicher Wahrnehmung verbunden ist. Im Zusammenspiel beider Gehirnhälften entsteht ein dichtes Netzwerk an Verknüpfungen zwischen den Nervenzellen.

Sobald Ihr Kind alt genug ist, um sich mit interessanten Spielzeugen zu beschäftigten, macht es dabei nicht nur wichtige Sinneserfahrungen, es lernt auch, seine Konzentrationsfähigkeit zu trainieren. Das können Sie am besten sehen, wenn Sie Ihr Kleines beim Spielen beobachten. Es wird völlig in seiner Beschäftigung mit dem Spielzeug versinken. Bei Babys sind diese Phasen der Versunkenheit noch recht kurz, doch mit zunehmendem Alter werden sie immer länger. Kinder vergessen die Welt um sich herum, wenn sie ein Spielzeug mit all ihren Sinnen erforschen – ein Zustand, der sie vollkommen glücklich und zufrieden macht.

In Geborgenheit die Welt erleben (1. bis 3. Monat)
In den ersten Lebensmonaten ist Ihr Baby hauptsächlich mit Schlafen beschäftigt. In der Regel schlummert es über den Tag verteilt gute 18 bis 20 Stunden lang. In den Wachphasen hat es dann genügend damit zu tun, sich ganz langsam an seine Umgebung zu gewöhnen. Der Schlaf ist gleichsam ein Selbstschutz, um von den vielen fremden Eindrücken nicht überwältigt zu werden. Am liebsten schmiegt es sich an Ihre nackte, warme Haut, was ihm ein tiefes Gefühl von Geborgenheit und emotionaler Sicherheit vermittelt. Der häufige Blickkontakt verstärkt diese lebenswichtigen Gefühle.

Mit sanften Schaukelspielen und einem passenden Liedchen auf den Lippen können Sie ihm all das geben, was es braucht, um sich vollkommen geborgen und beschützt zu fühlen.

Alle Sinne auf Empfang

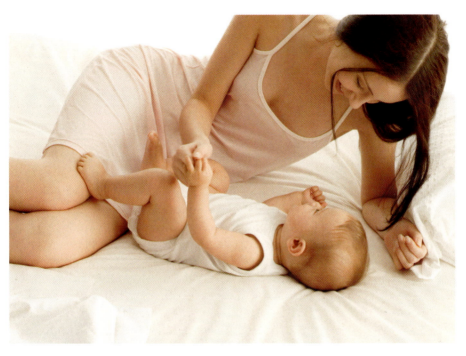

Schaukeln ist das Schönste
Nichts ist für Ihr Neugeborenes anfangs faszinierender, als in Ihren Armen sanft hin- und hergeschaukelt zu werden und Ihre Stimme zu hören. Mit dem zweiten Monat macht Ihr Baby einen Entwicklungsschub und seine körperliche Haltung wirkt viel entspannter und stabiler.

▲ Der häufige Blickkontakt schafft ein Gefühl der Geborgenheit.

- Sie können es jetzt in einer Position wiegen, die Ihren Rücken entlastet: Auf Ihren Knien ruhend und mit einem kleinen Kissen unter seinem Köpfchen, liegt es ganz sicher. Bewegen Sie nun vorsichtig beide Beine immer wieder auf und ab.
- Fühlt sich Ihr Baby wohl dabei, können Sie die leichten Schaukelbewegungen auch zur Seite ausführen. Halten Sie Ihr Kind dazu seitlich fest und bewegen Sie Ihre Beine langsam hin und her. Wenn Sie dazu noch folgendes Liedchen singen, ist sein Babyglück perfekt:

7 Spiele fördern die Entwicklung

*Es tanzt ein Bibabutzemann
in unser'm Haus herum, wiedibum.
Es tanzt ein Bibabutzemann
in unser'm Haus herum.
Er rüttelt sich, er schüttelt sich,
er wirft sein Säckchen hinter sich.
Es tanzt ein Bibabutzemanni
in unser'm Haus herum.*

Schau mir ins Gesicht

Damit sich auch die Augen Ihres Kindes gesund entwickeln, brauchen sie Anregungen in Form von häufigen Blickkontakten, Farben und Gegenständen. In den ersten Monaten kann Ihr Baby noch nicht richtig scharf sehen. Am besten erkennt es Sie bei einem Abstand von 25 bis 30 Zentimeter.

- Gerade beim Stillen oder Fläschchengeben können Sie mit Ihrem Baby reichlich Blickkontakt halten, und natürlich auch, wenn Sie mit ihm sprechen.
- Beim Gespräch mit Ihrem Kind werden Sie vermutlich unwillkürlich die Augenbrauen heben und Ihre Augen ganz weit aufmachen – auf diese Weise kann es Ihren Blick optimal auffangen. Beobachten Sie nun Ihr Kind, wie es versucht, Ihre Augen oder Ihren Mund zu fixieren. Anfangs gelingt ihm dies nur für kurze Zeit.

> **Wichtig**
> Falls Ihr Kind nicht in Spiellaune ist, wird es Ihnen dies deutlich zeigen. Denn Babys brauchen nicht nur Anregungen, sondern auch Zeit, sie zu verarbeiten. Sie können ihre neu gewonnenen Eindrücke besser genießen, wenn sie ihren Sinnen zwischendurch eine Ruhepause gönnen.

▶ Ihr Kind fixiert Ihre Augen und Ihren Mund.

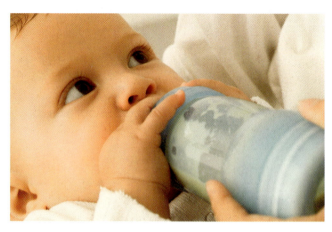

Alle Sinne auf Empfang

Im zweiten Monat klappt das Einfangen von Blicken immer besser und länger. Neigen Sie Ihr Gesicht etwas zur Seite, Sie werden sehen, Ihr Baby verfolgt Sie mit den Augen. Im dritten Monat schließlich fängt Ihr Baby an, auch sein Köpfchen mitzudrehen, wenn Sie Ihr Gesicht von einer auf die andere Seite bewegen.

Spielzeug zum Anschauen und Greifen
Einfache, bunte Mobiles, im Abstand von etwa 30 Zentimeter über dem Bettchen oder der Wickelkommode aufgehängt, helfen Ihrem Kind ebenfalls, seine Sehfähigkeit zu trainieren. Sehr beliebt ist auch, einen kleinen Ball oder einen kleinen Luftballon so über dem Bauch des Kindes aufzuhängen, dass es ihn beim wilden Herumfuchteln gerade mit den Händen und/oder Füßchen berühren kann.

Ab dem dritten Monat braucht Ihr Baby Spielsachen zum Greifen. Bunte Rasseln sind jetzt sehr gefragt, denn sie machen Geräusche, sind leicht zu fassen und auch mit dem Mund gut zu erforschen.

Körper und Sinne schulen (4. bis 6. Monat)
Jetzt wird Ihr Kind schon viel beweglicher und hat sichtlichen Spaß daran, seinen kleinen Körper mit unermesslicher Neugier in Eigenregie zu erkunden. Erst sind Hände und Finger begehrte Forschungsobjekte, bald danach stehen Füße und Zehen im Mittelpunkt seines Interesses. Und es merkt: Ein Daumen schmeckt völlig anders als ein Zeh. In dieser Entwicklungsphase Ihres Kindes braucht es noch wenig gekauftes Spielzeug. Viel aufregender ist zunächst der eigene Körper, aber auch Ihre Haare, die Nase, die Augen, der Mund...

Nicht nur die Entdeckung des eigenen Körpers steht in dieser Zeit im Vordergrund, auch die emotional-seelische Entwicklung Ihres Babys schreitet nun immer mehr voran: Es

Wichtig
Achten Sie darauf, dass der Ball nicht unmittelbar über dem Gesicht Ihres Kindes hängt.

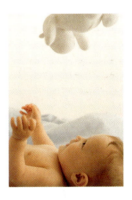

▲ Bewegte Gegenstände werden mit den Augen verfolgt.

7 Spiele fördern die Entwicklung

SPIELE

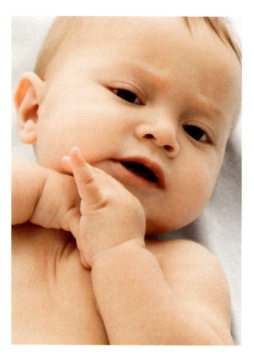

▲ Aufregend ist die Entdeckungsreise im Gesicht der Mama.

Wichtig
Lassen Sie sich bei diesem Spiel ganz von den Regungen Ihres Kindes leiten.

mausert sich zu einem geselligen Wesen, möchte bei allem, was Sie tun, dabei sein und Sie in seiner Reichweite wissen. Jetzt wird alles spannend, was in der Familie geschieht. Ihr Baby will teilnehmen, ist neugierig, ahmt die Grimassen der Erwachsenen nach. Es lacht laut, wenn es sich freut oder geneckt wird, und es lernt, Gesichtsausdruck und Tonfall zu deuten.

Übermut und Tu-mir-gut!

Bei diesem spielerischen Bewegungsspiel sind die Beine (und sicherlich auch die Arme) Ihres Babys voll im Einsatz: Halten Sie Ihre Hände so, dass es sich mit seinen Fußsohlen gegen Ihre Handflächen stemmen kann. Auf diese Weise regen Sie es zum kräftigen Strampeln an. Beugen Sie zuerst das reche, dann das linke Bein und drücken Sie es jeweils sanft in Richtung Bäuchlein. Vermutlich wird Ihr Kind bei diesem Spiel irgendwann sein Beinchen selbst in die Hand nehmen und zum Mund führen.

Um das gegenseitige Vergnügen noch zu steigern, können Sie die Strampelzeiten mit Schmusereien und einem lustigen Vers begleiten:

Guten Tag, ihr lieben Beinchen!
(Beinchen dabei einzeln schütteln)

Wie heißt ihr denn?
Ich heiße Hampel!
Ich heiße Strampel!
(Jedes Bein wird dabei einmal hochgenommen)

106

Alle Sinne auf Empfang

Ich bin das Füßchen Tu-mir-gut!
Ich das Füßchen Übermut!
(Fußsohlen streicheln, kitzeln oder küssen)

Tu-mir-gut und Übermut
Gehen auf die Reise.
(Gegen Ihre Handflächen Strampeln lassen)

Patschen durch die Sümpfe,
nass sind Schuh und Strümpfe.
Schaut die Mami (der Papi) um die Eck',
laufen beide ganz schnell weg.

Kuckuck – wo bin ich?

Alle Babys lieben es in dieser Zeit – und natürlich auch noch später –, wenn etwas vor ihren Augen verschwindet und wieder sichtbar wird. Das Schöne für Eltern: Es sind ganz einfache Spiele, die die natürliche Neugierde Ihres Kindes wecken. Und sie machen klug, weil sie zum Denken anregen.

- Bedecken Sie beispielsweise Ihr Gesicht mit beiden Handflächen. Nachdem Sie ein paar Sekunden gewartet haben, nehmen Sie die Hände weg und rufen dabei: „Kuckuck!" – Ihr Baby wird begeistert sein und aufgeregt strampeln. Und weil es so schön war, müssen Sie das Spiel bestimmt ein paar Mal wiederholen.
- Babys lieben es auch, wenn Sie Ihr Gesicht mit einem Schal oder Tuch verdecken. Mit großer Lust wird es Ihnen die Tarnung wegreißen und voll Spannung auf den Ausruf „Kuckuck!" warten.

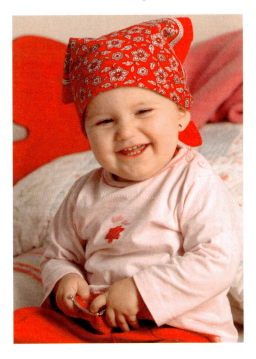

▼ Mit großer Freude sucht Ihr Kind auch kleinste versteckte Gegenstände.

7 Spiele fördern die Entwicklung

- Ebenso können Sie auf diese Weise ein geliebtes Schmusetier verschwinden lassen und anschließend Ihr Kleines fragen: „Wo ist denn der Teddy?" Mit einem lauten „Da!" ziehen Sie das Tuch wieder weg. Und Ihr Baby kräht vor Freude.
- Sobald Ihr Kind älter ist, wird es Sie immer wieder zu diesem Spiel auffordern, in dem es Ihnen die Hände vors Gesicht führt oder selbst die entsprechenden Gesten macht. Auch versteckt es nun das eigene Gesicht hinter einem Tuch und Sie sind an der Reihe, es ausfindig zu machen.

Info
Viele Spielzeuge für Ihr Kind können Sie mit etwas Fantasie einfach selber herstellen.

Klingt ganz schön aufregend

Für ein interessantes Hör- und Sehvergnügen brauchen Sie zwei Woll- oder Stoffhandschuhe und zehn kleine Glöckchen, die Sie an jedem Finger befestigen. Halten Sie Ihre Finger 20 bis 30 Zentimeter entfernt vors Gesicht Ihres Babys. Wenn Sie jetzt jeden Finger einzeln bewegen, kommt Ihr Kind aus dem Staunen nicht mehr heraus.

Wandern Sie anschließend mit Ihren Klingelfingern langsam zu rechten und dann zum linken Ohr. Ihr Kleines wird der Geräuschkulisse fasziniert mit dem Köpfchen folgen. Und wenn Sie dann noch das Lied von den „Zehn kleinen

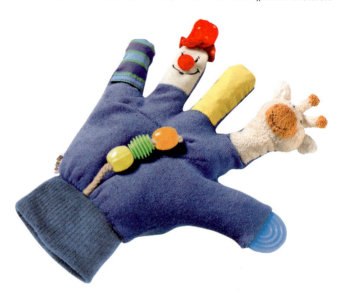

Alle Sinne auf Empfang

Zappelmännern" singen (nach der Melodie von „Zehn kleine Negerlein) und die entsprechenden Gesten dazu machen,
ist sein Hörerlebnis perfekt:

*Zehn kleine Zappelmänner zappeln hin und
her.
Zehn kleine Zappelmänner fällt das gar
nicht schwer.*
(Zeigen Sie Ihrem Kind beide Hände und wackeln Sie dabei
mit den Fingern)

*Zehn kleine Zappelmänner zappeln auf und
nieder.
Zehn kleine Zappelmänner tun das immer
wieder.*
(Zappeln Sie mit beiden Händen und bewegen Sie sie dabei
nach oben und unten)

*Zehn kleine Zappelmänner zappeln" rund-
herum.
Zehn kleine Zappelmänner, die sind gar
nicht dumm.*
(Zappeln Sie mit beiden Händen und bewegen Sie sie krei-
send)

*Zehn kleine Zappelmänner spielen jetzt
Versteck.
Zehn kleine Zappelmänner sind auf einmal
weg.*
(Lassen Sie Ihre Hände hinter dem Rücken verschwinden)

*Zehn kleine Zappelmänner rufen jetzt
Hurra!".
Zehn kleine Zappelmänner sind nun wieder
da!*
(Ihre Hände kommen wieder zum Vorschein und wackeln
Sie mit den Fingern)

Tipp

Variieren Sie in jeder
Strophe die Tonhöhe
oder die Lautstärke.
Das schult das Gehör
Ihres Kindes.

7 Spiele fördern die Entwicklung

Alle Kinder können allein spielen lernen

Ihr Baby studiert seine eigenen Finger oder beobachtet völlig selbstvergessen eine Fliege am Fenster. Möglicherweise machen Sie sich jetzt ein schlechtes Gewissen, weil es nichts weiter macht, als seine Finger oder eine Fliege zu beobachten – eigentlich müssten Sie sich ja mit ihm beschäftigen. In solchen Situationen würden Sie Ihr Kind aber nur dabei stören, ein interessantes Objekt zu erkunden. Denn schon drei bis vier Monate alte Babys können sich eine Weile mit sich selbst beschäftigen.
Keine Frage: Babys brauchen Eltern, die liebevoll für sie da sind. Doch wie bei allem kommt es auch hier auf das richtige Maß an. Durch zu viel Zuwendung haben Kleinkinder keine Möglichkeit, ihre Welt selber zu entdecken. Und: Ihr Kind kann nur selbstständig werden, wenn Sie ihm nicht jede Schwierigkeit aus dem Weg räumen. Deshalb: Selbstbeschäftigung fördert nicht nur die Selbstständigkeit, auch die Konzentrationsfähigkeit und das Selbstwertgefühl werden dadurch gestärkt, weil Ihr Kind unabhängig von der Zuwendung eines Erwachsenen etwas erlebt. Dazu ein paar Empfehlungen:

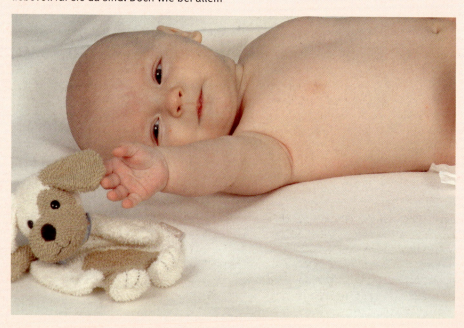

110

Alle Sinne auf Empfang

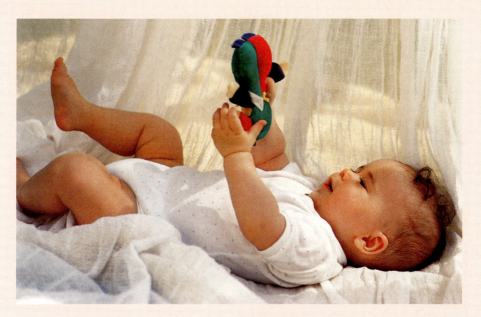

Lassen Sie Ihr Kind einfach machen!

Wenn Sie beobachten, dass sich Ihr Kind allein beschäftigt, sollten Sie es möglichst nicht unterbrechen. Die meisten Säuglinge liegen nach dem Aufwachen erst einmal ruhig im Bettchen, spielen mit ihren Händen, fixieren ein buntes Mobile oder brabbeln vor sich hin. Diese Momente sind der Beginn des selbstständigen Spiels.

Sorgen Sie für eine spannende Umgebung!

Liegt Ihr Baby auf einer Decke, braucht es ein paar Spielsachen in greifbarer Nähe. Krabbel- oder Lauflern-Kinder brauchen eine sichere und reizvolle Umgebung wie beispielsweise Polster zum Klettern und Gegenstände, mit denen sie bauen oder die sie auseinandernehmen können.

Führen Sie „Allein-Spielzeiten" ein!

Ihr Kind findet am besten einen eigenen Spielrhythmus, wenn es Gelegenheiten bekommt, sich regelmäßig allein zu beschäftigen. Sorgen Sie jedoch in dieser Zeit für eine ruhige Atmosphäre, ohne laufenden Fernseher oder ablenkende Stimmen aus dem Radio im Hintergrund.

Greifen Sie nur im Notfall ein!

Der Ball rollt weg oder die Klötzchen passen nicht gleich in die richtige Öffnung – es gibt beim Spielen immer wieder Situationen, in denen Ihr Kind scheinbar Hilfe braucht. Trotzdem: Greifen Sie nicht sofort ein, sondern warten Sie einen Augenblick! Vielleicht kann es sein Problem völlig alleine lösen.

7 Spiele fördern die Entwicklung

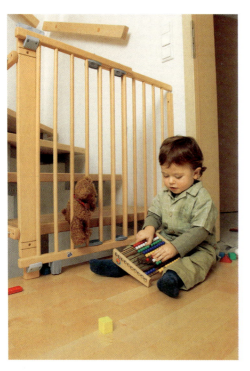

▲ Die Wohnung wird zum Abenteuerland. Sichern Sie gefährliche Bereiche ab.

Info

Für die meisten Babys gibt es kaum etwas Schöneres, als vorsichtig durch die Luft gewirbelt zu werden.

Wirbelwind auf allen vieren (7. bis 9. Monat)

In dieser Zeit lernt Ihr Baby das Sitzen, wobei es allerdings nicht lange in dieser Position bleiben wird. Schon bald sucht es nach neuen Herausforderungen. Schließlich robbt es auf allen vieren durch sämtliche Räume und nichts ist nun mehr vor den kleinen Händchen sicher. Alles wird mit wachsender Abenteuerlust erfasst und befühlt. Neben einer kindersicheren Wohnung können Sie Ihrem mobilen Baby viele unterstützende Starthilfen geben.

Fliegen und Reiten sind das Schönste

Krabbeln muss gelernt sein: Rechter Arm nach vorn, gleichzeitig linkes Bein unter dem Bauch anziehen und umgekehrt. Das klingt nicht nur kompliziert, es ist es auch! Die Gliedmaßen müssen genauestens koordiniert werden, und auch das Gleichgewicht braucht einige Schulung, damit man nicht gleich wieder zur Seite plumpst.

Fliegen: Hervorragendes Training für den Balanceakt ist das Fliegen. Mittlerweile ist Ihr Baby schon so robust, dass Sie es ohne weiteres in der Schwebelage nach oben stemmen können. Oder Ihr Kind ruht in Bauchlage sicher auf Ihren Armen. Anfangs lassen Sie es in Körpernähe auf- und abschweben, später strecken Sie Ihre Arme etwas weiter aus.

Mit einem lustigen Liedchen (nach der Melodie von „Alle meine Entchen") schwebt der kleine Flieger mit sichtlichem Vergnügen durch die Wohnung:

Möcht so gerne fliegen wie ein Vögelein,
wie ein Vögelein
und in deinem Arme liegen,
was kann schöner sein?

Hei, jetzt geht es immer höher, auf und ab im Kreis,
auf und ab im Kreis,
doch nun will ich landen,
sonst wird mir ganz heiß.

Reiten: Für das Training des Gleichgewichtssinns eignet sich auch das Reiten. Großes Jauchzen löst immer wieder das Hoppe-hoppe-Reiter-Spiel aus, wo der Reiter, also Ihr Kind, in den Graben fällt und Sie es sicher auffangen. Ihr Baby sitzt zu diesem Vergnügen auf Ihren Knien und Sie halten es an seinen Unterarmen fest. Dann beginnen Sie mit Ihren Beinen bis zum „Plumps" rhythmisch zu wippen:

Tipp

Je älter Ihr Kind wird, desto wilder und waghalsiger darf dieses bewährt-beliebte Spiel ausfallen.

Hoppe, hoppe Reiter!
Wenn er fällt,
dann schreit er.
Fällt er in den Graben,
finden ihn die Raben.
Fällt er in die Hecken,
finden ihn die Schnecken.
Fällt er in den Sumpf,
dann macht der Reiter Plumps!"

Spiele und Spielzeuge für Krabbelkinder

Ihr Baby möchte nun nicht mehr nur mit Rasseln spielen oder auf Holzringen herumkauen, sondern die Umgebung auch mit seinen kleinen Händen erkunden. Es will immer mehr selbst entdecken, wie ein Spielzeug funktioniert, wie weit es einen Ball rollen kann und ob man das Stofftier aus eigener Kraft erreichen kann.

7 Spiele fördern die Entwicklung

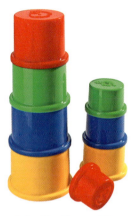

▲ Ihr Kind kann sich lange damit beschäftigen, eine Becherpyramide aufzubauen und wieder umzuwerfen.

- Jede Art von Dose, Schachtel oder Eimer, aber auch alle anderen Behältnisse, in denen ein Gegenstand liegt, sind für Ihr Baby nun äußerst interessant. Bieten Sie Ihrem Kind deshalb verschiedene Becher oder Boxen an, in denen Sie etwas deponiert haben (Wäscheklammer, bunte Kugeln, ein kleiner Plastiklöffel oder dergleichen).
- Besonders beliebt bei Kindern in diesem Alter ist auch die bunte Becherpyramide, deren einzelnen Becher erst einmal genau untersucht, dann in- oder aufeinander gestapelt und schließlich umgeworfen werden können.
- Den größten Spaß hat Ihr Kind, wenn es in Ihrer Nähe ist und „mitmachen" darf: Hantieren Sie gerade in der Küche, wird für Ihr Kind ein Kochlöffel, Kochtopf plus interessantem Inhalt das Größte sein.

Sobald Ihr Baby die ersten Krabbelversuche unternimmt, werden alle Spielzeuge interessant, die rollen können. Das macht die Kleinen neugierig.

Ein kluges Köpfchen

Auch in seiner geistigen Entwicklung macht Ihr Kind enorme Fortschritte: Auf bestimmte Aufforderungen wie „Zeig mir, wie groß du bist!" wird es entzückt seine Ärmchen nach oben strecken. Immer mehr versteht Ihr Kind, was Sie sagen. Große Begeisterung löst jetzt das Lied „Backe-backe-Kuchen" aus. Sofort wird das rhythmische Aneinanderpatschen der Hände unermüdlich nachgeahmt:

Backe, backe Kuchen,
der Bäcker hat gerufen.
Wer will guten Kuchen backen,
der muss haben sieben Sachen:
Eier und Schmalz,
Zucker und Salz,
Milch und Mehl,
Safran macht den Kuchen gel.
Schieb, Schieb in den Ofen rein!

Alle Sinne auf Empfang

Selbstbewusst die eigenen Fähigkeiten entdecken (10. bis 12. Monat)

Alles, was sich Ihr Baby in den vorangegangenen Monaten unermüdlich erarbeitet hat, wird in diesem Alter fleißig geübt, damit der nächste große Entwicklungsschritt folgen kann: Es versucht nun immer öfter, sich zum Stehen hochzuziehen und sich an Tischen und Stühlen entlang zu hangeln. Und dann – nach vielen Trainingsstunden – kommt irgendwann die große Premiere: Noch ein bisschen wackelig und schwankend macht Ihr Kind die ersten zaghaften Schritte ohne jeglichen Halt – ein überwältigender Glücksmoment für die ganze Familie.

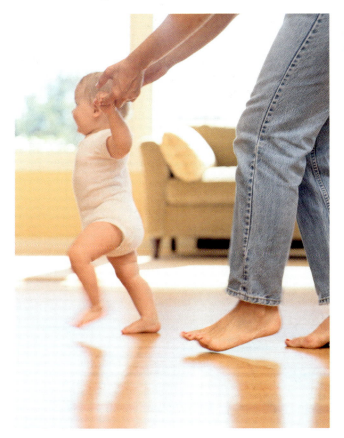

◀ Der große Moment, die ersten eigenen Schritte.

7 Spiele fördern die Entwicklung

SPIELE

Wichtig

Bedenken Sie immer: Einige Kinder machen sich schon gegen Ende des zwölften Monats auf die Beine oder plappern ihre ersten Worte. Bei anderen lässt das eine oder andere noch auf sich warten. Jedes Kind hat schließlich sein eigenes Entwicklungstempo.

Achtung!

Lassen Sie Ihr Baby nie unbeaufsichtigt Stufen erklimmen!

So kommt Ihr Kind spielend auf die Beine

Damit der aufrechte Gang zu einer stabilen Angelegenheit wird, können Sie Ihrem Kind mit einer zweistufigen Ministehleiter helfen, an der Sie oben einen kleinen Luftballon befestigen. Mit diesem bunten Anreiz ist der Forscherdrang sofort geweckt. Am Anfang wird es nur die unterste Stufe zum Aufrichten benutzen. Doch später steht es dann ganz selbstbewusst oben und greift nach dem bunten Ballon. Beim Heruntersteigen müssen Sie Ihrem Kind helfen, indem Sie seine Hüfte und ein Bein fassen und langsam nach unten führen.

Jeder einzelne Krümel zählt

Ihr Baby kann nun schon hervorragend greifen, denn schließlich hat es dies in den vergangenen Monaten ausgiebig trainiert. Dennoch steigert es jetzt seine Fingerfertigkeit um einen weiteren Meilenstein in seiner Entwicklung: Es greift nun gezielt mit dem so genannten Pinzettengriff: Daumen und Zeigefinger werden gegenübergestellt, so dass es selbst kleinste Krümel oder Fussel mit höchster Konzentration aufheben kann. Kurz darauf nimmt die Geschicklichkeit der kleinen Finger noch mehr zu: Sie werden beobachten, dass Ihr Kind den Zangengriff beherrscht, wobei es Daumen und Zeigefinger beim Greifen von kleinen Gegenständen krümmt. Ihr Kind wird es in dieser Zeit ganz aufregend finden, wenn es unterschiedlich große Gegenstände in leere Gefäße befördern kann: Korken verschwinden in ausgedienten Babyflaschen, bunte Wäscheklammern in Kaffeedosen oder Tischtennisbälle in Kochtöpfen. Am liebsten würde es den ganzen Tag Schaufeln und Sandkastenformen in einen Eimer verstauen und wieder herausholen.

Sobald Ihr Kind ohne Schwierigkeiten nach diesen relativ großen Gegenständen greifen kann, steigern Sie das Fingertraining: Legen Sie ihm nun kleinere Objekte zum Einfüllen hin, wie zum Beispiel unterschiedlich geformte Nudeln, danach Rosinen und später Haferflocken. Völlig konzentriert

Alle Sinne auf Empfang

und zielsicher wird es danach greifen und Ihnen manchmal auch eine Rosine entgegenstrecken.

Anregende Spielzeuge für Lauflern-Babys

Bewegliche Objekte fördern nicht nur die Koordinationsfähigkeit, sie unterstützen auch das fantasievolle Spiel Ihres Babys. Zusätzlich braucht Ihr Lauflern-Kind auch geistige (Spiel-)Anregungen, denn dadurch kann es sowohl das Sprechenlernen als auch seine figürliche und räumliche Vorstellungskraft hervorragend trainieren.

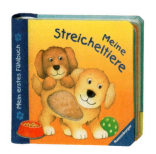

▲ Auf dem Weg zur Leseratte.

- Konzentriertes Spielvergnügen bereitet das erste Buch aus Textil, Plastik, feinem Ahornholz oder stabiler Pappe mit kunterbunten, aber klaren Bilderwelten. Ihr Baby wird mit großer Aufmerksamkeit lauschen, wenn Sie ihm von den Kätzchen im Korb oder den hungrigen Vogelbabys erzählen. Kurze Zeit später wird es selbst aktiv, nimmt das Büchlein immer wieder gerne in die Hand, schaut sich die Bilder an und wird Ihnen etwas erzählen wollen.
- Wer staunt da nicht Bauklötze, wenn verschiedene große und kleine Hölzer auf dem Boden herum liegen! Animie-

Guter Tipp

Das schönste Spiel ist mal zu Ende – der richtige Zeitpunkt für den Schlaf

Damit Ihr Baby nach einem aufregenden Tag mit vielen Spielen gut schlafen kann, sollte es müde, aber nicht übermüdet sein – dann ist es leicht überreizt und hat Schwierigkeiten, zur Ruhe zu kommen. Wichtig ist also die richtige Zu-Bett-Geh-Zeit. In der Regel liegt sie zwischen 19 und 21 Uhr. Typische Anzeichen dafür sind:
- Ihr Kind will nicht mehr spielen,
- es dreht das Köpfchen zur Seite,
- reibt sich mit den Fäustchen das Gesicht,
- die Äuglein rollen weg,
- es wird quengelig.

Wenn Sie Ihr Baby jetzt ins Bettchen legen, sollte es nach 10 bis 20 Minuten eingeschlummert sein. Klappt das nicht, probieren Sie es bei der nächsten Müdigkeitsphase wieder, also etwa 50 bis 60 Minuten später.

7 Spiele fördern die Entwicklung

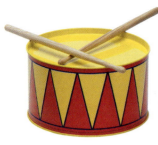

▲ Ihr Kind hat viel Freude an Klängen.

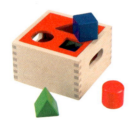

▲ Für die Kleinen ist das Sortieren der Farben und Formen sowie die geforderte Fingerfertigkeit eine große Herausforderung.

ren Sie Ihr Kind dazu, Türme zu bauen, indem Sie ihm vormachen, wie man in die Höhe stapelt. Außerdem können Bauklötze wunderbar in Töpfen und Eimern verschwinden und wieder hervorgeholt werden.

- Erste Musikinstrumente sind jetzt etwas ganz Interessantes. Ob ein kleines Xylophon oder eine Trommel – durch diese Spielzeuge erfahren Kinder nicht nur erste Musikerlebnisse, sondern auch, dass sie etwas selbst etwas zum Klingen bringen können (mehr zum Thema musikalische Früherziehung finden Sie ab Seite 88).
- Erfolgserlebnisse vermittelt ein Lernwürfel, der innen hohl ist und unterschiedliche Öffnungen hat: Ihr Kind entdeckt bald, in welches der Löcher die einzelnen Holz- oder Plastikteile passen und hineingesteckt werden können.

So oft wie möglich draußen spielen

Ob auf dem Spielplatz oder im Garten – Spielen und Toben im Freien ist gesund, denn es stärkt die Abwehrkräfte. Bewegungsspiele draußen machen nicht nur Spaß, Ihr Kind entwickelt dabei auch Konzentration, Ausdauer und Geschicklichkeit. Es lernt, sich richtig einzuschätzen und gewinnt auf diese Weise immer mehr an Selbstvertrauen. Auch der Gleichgewichtssinn wird geschult – vor allem beim Schaukeln und Wippen. Je öfter Ihr Kind auf der Schaukel hoch in die Lüfte fliegt und später auf Klettergerüsten herumturnt, desto geschickter wird es in seinen Bewegungen.

Alle Sinne auf Empfang

KURS-INFO

Alles über Babyspielkurse auf einen Blick

Alter:	Für Babys ab dem 3. Lebensmonat; die Kurse laufen unter der Bezeichnung Babyspielkreis, Eltern-Kind-Spielgruppen oder Krabbelgruppen
Wo?	Bei Volkshochschulen, Familienbildungsstätten, Vereinen, konfessionellen Gemeindezentren, Kindergrippen
Kosten:	10 Einheiten etwa 40 bis 50 Euro.
Inhalte/Ziele:	Eltern lernen viele lustige, altersgerechte Spiele sowie sinnvolle Spielzeuge kennen und erfahren, wie sie mit diesem Spielmaterial ihr Kind fördern können. Babys lernen schon früh, mit Gleichaltrigen zu spielen, aber auch, sich mal selbst zu beschäftigen. Das gemeinsame Spielen stärkt die Eltern-Kind-Bindung; Mütter (und Väter) lernen, die Signale ihres Kindes besser zu verstehen.
Weitere Informationen:	www.rund-ums-Baby.de

Anhang

Nützliche Adressen

Bund Deutscher Hebammen e. V.
Gartenstraße 6
D-76133 Karlsruhe
www.bdh.de

Bund Freiberuflicher Hebammen
Deutschlands e. V.
Kasseler Straße 1 a
D-60486 Frankfurt
www.bfhd.de

Geburtshaus/Netzwerk der Geburtshäuser
e. V.
Kasseler Straße 1a
D-60486 Frankfurt
www.geburtshaus.de

Prager Eltern-Kind-Programm (PEKiP)
Am Böllert 7
D-47269 Duisburg
www.pekip.de

Verband deutscher Musikschulen
Plittersdorfer Straße 93
D-53173 Bonn
www.musikschulen.de

Institut für elementare Musikerziehung
Weihergarten 9
D-55116 Mainz
www.musikgarten.info

Didymos
Erika Hofmann
Alleenstraße 8
D-71638 Ludwigsburg
www.didymos.de
Vertrieb von Babytragetüchern

Schwäbischer Turnerbund e. V.
Kindersportschulen-Projektstelle
Fritz-Walter-Weg 19
D-70372 Stuttgart

Bücher für Groß und Klein

Babys Signale verstehen:
Acredolo, Linda P. und Goodwyn, Susan W.:
Baby-Sprache. Rowohlt Verlag 2002

König, Vivian: Kleines Wörterbuch der Babyzeichen. Verlag Karin Kestner, 2005

Schöne Einschlafgeschichte:
Amann, Karin/Grégoire, Marie-Hélène :
Träum süß, kleiner Bär. ArsEdition

**Viele lustige Kinderlieder, Fingerspiele und
mehr...**
Bertels Susanne (Hrsg.)/Müller, Hildegard :
Die Mäuschen krabbeln, sie zippeln und
zappeln. Edition Bücherbär

Babys Entwicklung allgemein:
Bund Deutscher Hebammen (Hrsg.); Jahn-
Zöhrens, Ursula: Entspannt erleben: Babys
1. Jahr. TRIAS-Verlag

Largo, Remo H.: Babyjahre. Die frühkindliche Entwicklung aus biologischer Sicht.
Piper Verlag

Zimmer, Katharina. Das wichtigste Jahr. Die
seelische und körperliche Entwicklung im
ersten Lebensjahr. Kösel-Verlag

Babys Entwicklung fördern:
Pulkkinen, Anne: PEKiP: Babys spielerisch
fördern. Gräfe und Unzer Verlag

Thiel, Monika: Babyspaß mit PEKiP-Spielen.
Urania Verlag

Massieren, Turnen und Schwimmen:
Ahr, Barbara; Schwimmen mit Babys und
Kleinkindern. TRIAS-Verlag

Ahr, Barbara; Wie Sie Ihr Baby mit sanfter
Massage verwöhnen. TRIAS-Verlag

Leboyer, Frédérick: Sanfte Hände. Kösel-
Verlag

Zukunft-Huber, Barbara: Baby-Gymnastik.
So unterstützen Sie Ihr Kind. TRIAS-Verlag

Rituale für den Alltag:
Kunze, Petra; Salamander, Catharina: Die
schönsten Rituale für Kinder. Gräfe und
Unzer Verlag

Für ruhige Nächte:
Kunze, Petra; Keudel, Dr. med. Helmut:
Schlafen lernen – sanfte Wege für Ihr Kind.
Gräfe und Unzer Verlag

Baby-Ernährung:
Iburg, Anne; Die besten Breie für Ihr Baby.
TRIAS-Verlag.

Dohmen, Barbara; So ernähre ich mein
Baby richtig und gesund. TRIAS-Verlag.

Dohmen, Barbara; Richtig einkaufen: Baby-
Ernährung. TRIAS-Verlag.

Anhang

Register

A

Acredolo, Linda 16

Anti-Rutsch-Matte 48

B

Baby
- behindert 59
- entwicklungsverzögert 59

Babygymnastik 57
- Arme 60
- Beine 61
- Füße 64

Babyhandzeichen 12 ff, 78

Babyhaut 42

Babymassage 25

Babyschwimmen 49

Babyzeichen 18

Babyzeichensprache 13

Badeeimer 46

Baden 42
- Badewanne 44
- Badezeit 43
- Badezusatz 44
- Bauchnabel 29
- Handgriffe 44

Bärengang 76

Berührung 24

Bewegung 57
- Bewegungsabläufe 58
- Bewegungsmuster 57
- Bewegungsspiele 79

Blickkontakt 8, 104

Bücher 121

C

Chlor 50

E

Entwicklung 71
- körperliche 26
- motorische 26

Entwicklungsprozess 69

Entwicklungsschritt 26, 101

Entwicklungsschub 103

Entwicklungsstand 71

Fntwicklungsstufen 73

Entwicklungstempo 116

F

Frühstarter 73

G

Gebärdensprache 16, 18

Gehirn 16, 24, 89, 102

Gehörsinn 88

Geruchssinn 93

Gleichgewicht 84

Gleichgewichtssinn 113

Goodwyn, Susan 16

Grifftechnik 29

H

Handzeichen 15

Haut 24

Heizstrahler 29

Hören 88

I

Infektionskrankheit 30

Instrument 90

K

Knochenwachstum 50

Koch, Dr. Jaroslav 71, 78

Kommunikation 13

- nonverbale 13

Koordination 27

Körperkontakt 83

Körperwahrnehmung 26

Kurs-Info
- Babygymnastik 65
- Babyschwimmen 53
- PEKiP 85

L

Lieder
- Backe, backe Kuchen 114
- Es tanzt ein Bibabutzemann 104
- Hoppe, hoppe Reiter 113
- Kleine....schläfst Du noch? 94
- Kuckuck!/Kuckuck! 95
- La/Le/Lu 93
- Möchte so gerne fliegen 113
- Zehn kleine Zappelmänner 109
- Zeigt her eure Füße 63

M

Massage 25
- Arm- und Handmassage 32
- Bauchbereich 32
- Bauchweh 34
- Beine und Füße 33
- Blähungen 34
- Brust 31
- Fußsohlen 36
- Gesicht 38
- Körperrückseite 36

Massageöl
- Avocadoöl 30

Register

– Calendulaöl 30
– Jojobaöl 30
– süßes Mandelöl 30
Mobile 105
Motorik 17
Musik 87, 88
Musikgarten 87
Musikinstrument 118
Muskelkraft 58

P
Pinzettengriff 76, 116
Prager Eltern-Kind-Programm 67

R
Reflex 49, 52
– Atemschutzreflex 52
– Greifreflex 71
– Schwimmreflex 52
– Tauchreflex 52
Rhythmus 70
Rituale 28
– einschlafen 92

S
Schlaf 20, 102, 117
– Einschlafritual 92
– Müdigkeit 92
Schlüsselwörter 78
Schwimmkurs 49
Schwimmwindel 50
Selbstbeschäftigung 110
Selbstständigkeit 110
Sinn 100, 105
– Gehörsinn 88
– Geruchssinn 93
– Gleichgewichtssinn 113
– Tastsinn 73
Sinneserfahrung 100
Spätzünder 73
Sprache 78
– Gebärdensprache 16
– Wortschatz 16
– Zeichensprache 13
Synapsen 17
System, limbisches 24

T
Tastsinn 73

U
Unterwassergeburt 52
Urvertrauen 26

V
Vitamine 30

W
Wachstumshormon 27
Wasser 43
Wasserball 81
Wortschatz 15, 16
Wutanfall 17

Z
Zangengriff 116
Zeichensprache 13
– Handzeichen 15

123

Impressum

Bibliografische Information der Deutschen Nationalbibliothek
Die Deutsche Nationalbibliothek verzeichnet diese Publikation in der Deutschen Nationalbibliografie; detaillierte bibliografische Daten sind im Internet über http://dnb.d-nb.de abrufbar.

Programmplanung: Uta Spieldiener

Redaktion: Dr. Sabine Klonk
Bildredaktion: Christoph Frick, Dr. Sabine Klonk

Umschlaggestaltung und Layout:
CYCLUS · Visuelle Kommunikation

Bildnachweis
Umschlagfoto vorn: Getty images
Umschlagfoto hinten: Photo Alto: oben;
Heidi Velten, Leutkirch-Ausnang: Mitte und unten
Fotos im Innenteil:
Baby Walz: S. 5 unten, 29, 44, 47, 48 unten, 50,
78, 92, 93, 112; Creativ Collection: S. 31 oben, 42;
Gettyimages: S. 3; Heidi Velten, Leutkirch-Ausnang:
S. 4, 5 links und rechts oben, 6 links oben, 10/11,
12, 14, 19, 20, 21, 22/23, 24, 25 unten, 26, 27, 28,
30, 31 unten, 32, 33, 34, 35, 37, 38, 40/41, 43, 45,
46, 48 oben, 49, 51, 52, 54/55, 58, 59, 60, 61, 62,
64, 66/67, 68, 70, 72 unten, 74, 77, 80, 81, 88, 95,
96, 101, 107, 110; JAKO-O GmbH, Der Katalog für
ausgewählte Kindersachen, 96475 Bad Rodach: 2.
Umschlagseite und S. 1, 6 unten, 7 unten, 90, 91,
108, 114, 117, 118; Photo Alto: S. 7 oben, 8, 25 oben,
75, 82, 98/99, 103, 104, 105, 106, 111; Photo.com:
S. 6 rechts oben, 56, 86/87, 100; Photo Disc: S. 72
oben, 76, 115.

1. Auflage

© 2007 TRIAS Verlag in MVS
Medizinverlage Stuttgart GmbH & Co. KG
Oswald-Hesse-Straße 50, 70469 Stuttgart

Printed in Germany

Satz: CYCLUS · Media Produktion, Stuttgart
Druck: Westermann Druck Zwickau GmbH, Zwickau

Gedruckt auf chlorfrei gebleichtem Papier

ISBN 978-3-8304-3373-6   1 2 3 4 5 6

Wichtiger Hinweis: Geschützte Warennamen (Warenzeichen) werden nicht besonders kenntlich gemacht. Aus dem Fehlen eines solchen Hinweises kann also nicht geschlossen werden, dass es sich um einen freien Warennamen handelt.

PEKiP® ist eine eingetragene Marke des gemeinnützigen Vereins Prager-Eltern-Kind-Programm (PEKiP®) e. V. in Duisburg. Dieser Verein steht mit der Autorin und dem Verlag in keiner Verbindung.

Mit Liebe gekocht – die besten Baby-Breie

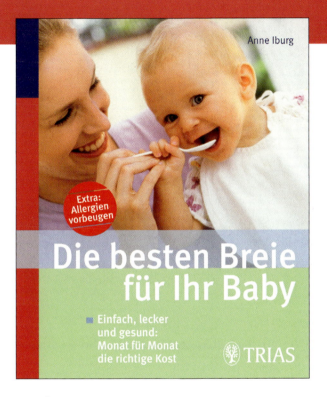

Anne Iburg
Die besten Breie für Ihr Baby
96 Seiten, 40 Fotos
EUR 9,95 [D] / EUR 10,30 [A] / CHF 17,40
ISBN 978-3-8304-3350-7

- Sorgfältiges Wissen, was ihr Baby wann braucht und um rechtzeitig Allergien vorzubeugen

- Über 50 schnelle und gesunde Rezepte: vom allerersten Brei bis hin zum einfachen Familienessen

- Viele Ratschläge zu wichtigen Themen wie Getränke, Gewürze, Süßen, Bioprodukte etc.

In Ihrer Buchhandlung oder
bei TRIAS in
MVS Medizinverlage Stuttgart
Postfach 30 05 04
70445 Stuttgart

www.trias-gesundheit.de

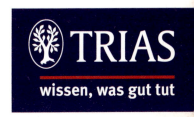

Fundiertes Hebammenwissen gibt Sicherheit

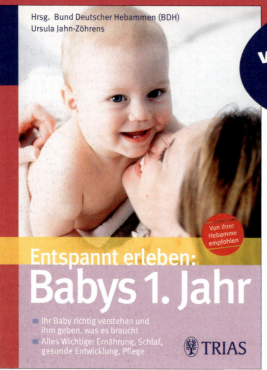

Gut vorbereitet – optimal betreut

- Praktische Hilfen, zuverlässige Tipps und bebilderte Step-by-Step-Anleitungen erleichtern Ihnen den Alltag

- Wertvoller Rat, wie Sie mit Geduld, Verständnis und Spielen Ihr Kind in seiner Entwicklung fördern

- Umfassende Infos, wie Eltern Sprache, Bedürfnisse und Wünsche des Babys besser verstehen

Ursula Jahn-Zöhrens
Hrsg. Bund Deutscher Hebammen (BDH)
Entspannt erleben: Babys 1. Jahr
236 Seiten, 188 Fotos
€ 19,95 [D] / € 20,50 [A] /CHF 34,90
ISBN 978-3-8304-3150-3

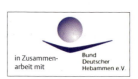
in Zusammenarbeit mit Bund Deutscher Hebammen e.V.

In Ihrer Buchhandlung oder
bei TRIAS in
MVS Medizinverlage Stuttgart
Postfach 30 05 04
70445 Stuttgart

www.trias-gesundheit.de

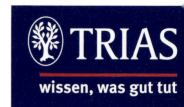
TRIAS – wissen, was gut tut